Segunda Opinión Médica

La Solución Alternativa Para Mi

Tabla de Contenido

Dr. Sergio A. Chacón M. 1

Sobre el Dr. Sergio A. Chacón M 4

Dedicatoria 6

Prólogo 8

Introducción | La Otra cara de la Medicina 14

Capítulo 1 | El Corazón de Pablo no funciona bien 44

Capítulo 2 | Las Manchas rojas de Ruth 60

Capítulo 3 | Teresa Sufre a la hora de comer 73

Capítulo 4 | Pedro se siente muy agotado 87

Capítulo 5 | Luisa no puede quedar embarazada 101

Capítulo 6 | María está vomitando sangre 113

Capítulo 7 | Ramón tiene la Cara Torcida 122

Capítulo 8 | Felipe tiene un tumor en el colon 130

Capítulo 9 | El TDAH de Esteban nos preocupa 141

Capítulo 10 | Yadira ha perdido mucho peso 152

Capítulo 11 | Luis ya no puede con su Asma 165

Capítulo 12 | Silvia tan joven y con Reumatismo 177

Capítulo 13 | Juana tiene un Lumbago crónico 190

Capítulo 14 | Víctor tiene mareos y pulso lento 202

Epílogo | Reflexiones Finales 212

Bibliografía 232

Dr. Sergio A. Chacón M.

SEGUNDA OPINION MEDICA
     LA SOLUCION ALTRNATIVA PARA MI

ISBN : 9798223497127

Sobre el Dr. Sergio A. Chacón M.

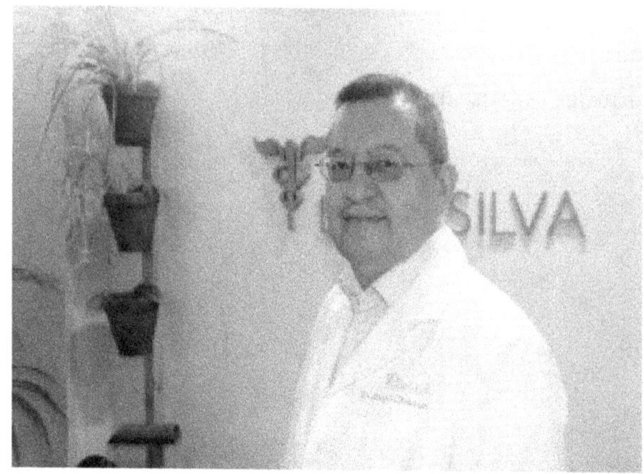

Médico venezolano graduado en 1986 en la Universidad de Los Andes y ejerció 15 años la *Medicina Convencional* de forma exclusiva. Trabajó en más de 10 instituciones sanitarias en diferentes ciudades de Venezuela y recorrió el largo camino desde la medicina rural y el internado rotatorio hasta la residencia de medicina interna y luego de cardiología.

En 1999, siendo el Cardiólogo Distrital del eje occidental del Estado Carabobo con sede en el Hospital de Bejuma y sintiéndose altamente decepcionado por la ineficacia de la medicina convencional para sanar a los pacientes enfermos del corazón, decidió incursionar por los caminos de la otra medicina, comenzando con la *Naturopatía*.

Después de constatar mejores resultados en sus pacientes al aplicar tratamientos naturales, decidió profundizar en este campo y se trasladó a EE.UU para formarse en Fitoterapia, Nutrición e Iridología Holística.

En el 2008 logro homologar su título médico en España y se instaló en Las Palmas de Gran Canaria, donde fundó un programa de

Naturopatía de 3 años para profesionales de diferentes campos y lo coordinó por 10 años logrando varias promociones de Naturópatas.

En el 2016 fundó el primer Centro de Medicina Integrativa en Las Palmas de Gran Canaria incorporando los servicios de Medicina, Naturopatía, Acupuntura, Nutrición, Psicología y Fisioterapia, y fue el Director Médico de dicho centro hasta Febrero 2020.

En los últimos 3 años se ha dedicado a la consulta médica privada, la realización de nuevas maestrías, como la de *Microbiota* cursada con el grupo Regenera de Barcelona, España, en el 2022, a la producción de cursos online y a editar libros, siendo este su primer libro.

Dedicatoria

A la memoria de mis padres, a quienes les debo todo lo que soy, porque ellos, no solo me dieron la vida, sino todos y cada uno de los principios que me han permitido llegar hasta donde he llegado, incluso, hasta sentarme a escribir este libro, que ahora ve la luz y te puedo ofrecer a ti.

A mi amada esposa y compañera de vida, con la cual compartí mi formación médica y hemos vivido juntos una larga historia de 37 años de experiencia profesional, y a quien debo el estímulo y la inquietud de explorar los caminos de la otra medicina y descubrir así muchas verdades que me han permitido librarme de la esclavitud fundamentalista de la medicina hospitalaria convencional.

A mis dos hijas, quienes siempre fueron una fuente de inspiración para seguir avanzando en la búsqueda de un mundo mejor para ellas y en esa búsqueda me he encontrado caminos insospechados y reveladores.

A Ramón Plasencia, quien me enseño el valor de hacer las cosas correctamente.

A Ana Merchán Mujica, quien me enseño el inmenso valor que tiene el estudio y la comprensión de la historia en el devenir de los pueblos.

A Juan T. González de quien aprendí la importancia de la disciplina y la metodología en el estudio de la medicina.

A Gustavo Arriechi, quién me hizo ver que el que solo medicina sabe, ni medicina sabe.

A la memoria de Keshava Baht, mi maestro de naturismo tropical.

A Germán Alberti por su enseñanza de la naturopatía,

A David Pesek, por su pasión y entrega a la iridología holística.

A todos y cada uno de los profesores y maestros que han pasado por mi vida y que contribuyeron a tallar y modelar en mí al profesional que soy en la actualidad.

A todas y cada uno de las personas que han pasado por mi consulta médica, porque gracias a su experiencia como pacientes y a su confianza, he podido conocer los mil rostros de la enfermedad y valorar la eficacia tanto de la medicina convencional como no convencional , y entender así, la verdadera naturaleza de la Medicina Integrativa.

Prólogo

El libro que tienes en tus manos está lleno de *vida*. Primero, porque contiene el relato de un pedazo de la vida de 14 personas que visitaron mi consultorio médico en busca de una segunda opinión para su terrible problema de salud, que parecía incurable, que los había hecho deambular por múltiples consultorios de diversos especialistas y ensayar variados tratamientos, sin lograr una mejoría estable y mucho menos alcanzar la sanación total, estando así sumidos en una vida de muy mala calidad y signada por el sufrimiento y la desesperanza de una enfermedad que lucía invencible.

Segundo, porque no solo podrás leer mis argumentos médicos y los caminos que transité para ayudar a esas 14 personas a alcanzar la curación de sus enfermedades, aplicando lo mejor de ambas medicinas, la convencional y la no convencional, sino que también podrás verme y escucharme, a través de los códigos QR que he incluido en cada uno de los capítulos que conforman este libro y de esa forma podrás recibir directamente de mis labios todos y cada uno de los mensajes que deseo trasmitirte para ofrecerte una alternativa, una esperanza y una luz en el túnel de oscuridad en que tal vez te puedas encontrar tú o alguno de tus seres más queridos, padeciendo los rigores de una enfermedad que no quiere dejarte y que tus médicos no han podido erradicar.

La introducción la he titulado *"La otra cara de la Medicina"*, y allí vas a encontrar una descripción detallada, sin ser todo lo extensa que pudiera ser, tanto de la medicina convencional como de la medicina no convencional, para que conozcas el origen y la evolución que ambas han tenido en el devenir de la historia y puedas entender la razón por la cual en la actualidad del siglo XXI pareciera que en el hemisferio occidental existieran dos medicinas, distintas y confrontadas.

La medicina convencional es la que domina todos los escenarios, la que reina en todos los hospitales, la que manda en todas las instituciones sanitarias internacionales y la que gobierna el destino de la inmensa mayoría de los pacientes que buscan asistencia médica para aliviar sus dolencias y de la inmensa mayoría de los médicos que consagran su vida en la atención de esos pacientes, convirtiendo a los primeros en *esclavos felices* de las farmacias y de sus enfermedades y a los segundos en los *peones* de un mercado altamente lucrativo y el cual funciona cada vez que escriben una receta médica, pensando y creyendo que hacen lo mejor por sus pacientes, mientras permanecen hipnotizados y encantados bajo el yugo de la esclavitud pseudocientífica de la poderosa industria químico farmacéutica.

Mientras que la otra medicina, la no convencional, bautizada como *Tradicional* por la Organización Mundial de la Salud (OMS), viene creciendo desde su resurgimiento en la década de los años sesenta del siglo XX.

Viene revistiéndose de un carácter científico cada vez más acucioso y convincente y buscando la integración para dar paso al nacimiento de una *Medicina Integrativa,* que utilice todo tipo de tratamiento, con base científica para ofrecerle a los pacientes los mejores resultados posibles en la resolución de su enfermedad.

El resto del libro está conformado por 14 capítulos y en cada uno de ellos vas a encontrar una historia real, de personas reales, que siendo pacientes en búsqueda de una resolución a sus enfermedades, de carácter crónico, degenerativo y muchas veces calificadas de incurable por sus médicos tratantes, se cansaron de sentirse frustrados y decepcionados de una medicina que solo les ofrecía medicamentos, exámenes de laboratorio y exploraciones especiales, y la tan cacareada afirmación del control de sus síntomas, pero sin ofrecer la anhelada promesa de la sanación definitiva; para lanzarse a la aventura de la búsqueda de una segunda opinión, una alternativa diferente, en los terrenos de la *otra medicina*.

Sometiéndose a procesos y tratamientos poco conocidos, asumiendo la responsabilidad de luchar y trabajar por su recuperación y entregando sus últimas esperanzas en las manos de una medicina criticada y descalificada por los medios oficiales, pero glorificada y recomendada por amigos y familiares que la probaron y se sanaron.

Te invito a que visites a Pablo en el capítulo 1, para que te enteres de su historia marcada por una enfermedad genética que le afectó el corazón y a sus 45 años no le daban más de 3 a 5 años de vida y lo estaban evaluando para ver si lo incluían en una lista para trasplante del corazón.

En el capítulo 2 vas a encontrar a Ruth, una maestra de 57 años que de buenas a primeras comenzó a sufrir de unos botes de manchas rojas, dolorosas, quemantes, que brotaban en las extremidades y luego tomaban el tronco y se marchaban solas a los 3 o 4 días y la obligaban a guardar reposo en casa para no exponer el feo aspecto que le daban.

A Teresa la podrás ver en el capítulo 3, una mujer de 46 años que sufría y lloraba cada vez que llegaba la hora de comer, porque casi todo lo que comía le caía mal y le causaba molestias digestivas muy incómodas, gases, hinchazón intestinal, reflujo, acidez, cólicos, retortijones y hasta diarreas. Teresa padecía este viacrucis desde hacía 6 años y ninguno de los especialistas que había visitado le daba una solución.

Pedro está en el capítulo 4, un joven de 26 años, que estaba sorprendido y asustado por una condición de disfunción eréctil y fatiga física intensa que le estaba generando problemas con su pareja, y más sorprendido quedó después que los médicos le dijeron que estaba sufriendo de hipotiroidismo y tenía que tomar un medicamento a base de hormonas por el resto de su vida.

Luisa te espera en el capítulo 5, una linda chica de 29 años que se había casado a los 27 años y llevaba 2 años intentando quedar embarazada sin éxito y que había recurrido a una clínica de fertilidad asistida y después de haber invertido tiempo y dinero en un largo y costoso tratamiento, con toda la ilusión de convertirse en madre, terminó en un fracaso que la sumió en una profunda tristeza.

María, una mujer de 43 años, te espera en el capítulo 6 para contarte el terrible susto que pasó con unos vómitos de sangre que tuvo la noche de un Domingo, que ameritaron su traslado a urgencias médicas, donde afortunadamente lograron estabilizarla con trasfusiones de sangre. Sin embargo, su susto fue mayor, cuando después de hacerle analíticas los médicos la refirieron a hematología para descartar una Leucemia.

En el capítulo 7 podrás visitar a Ramón, un hombre de 46 años que trabajaba de cara al público en una escuela y que repentinamente sufrió de una severa parálisis facial y después de haber sido visto, primero en urgencias médicas y tres días después, por su médico de cabecera, no recibió ninguna clase de tratamiento y solo le dieron una cita para que lo viera un especialista en ORL y un Fisioterapeuta, 45 días después.

En el capítulo 8 podrás enterarte de como Felipe, un hombre de 51 años, fue llevado a urgencias médicas la noche de un 27 de Diciembre con el diagnóstico de apendicitis aguda, y que al ser abierto en el pabellón quirúrgico, le encontraron un tumor maligno de 7cm en el colon derecho, con 2 ganglios positivos y con afectación del hígado.

Esteban es un joven de 15 años de edad que te espera en el capítulo 9 y te va a compartir la lucha que enfrentó con un diagnóstico de trastorno con déficit de atención e hiperactividad (TDAH), y con la batalla que representó abandonar la medicación psiquiátrica que tomaba hacía unos años, la cual le estaba causando serios efectos secundarios.

En el capítulo 10 te sorprenderás con el caso de Yadira, una mujer de 36 años que estuvo muy cerca de perder la vida debido a un cuadro de anorexia nerviosa que sufrió durante casi un año, que sorprendentemente pasó desapercibida para todos los médicos que la atendieron en ese tiempo, quienes la catalogaron de fibromialgia, sensibilidad química múltiple y le hicieron gastar mucho dinero con pruebas médicas costosas y tratamientos que resultaron infructuosos.

Luis, un jardinero de 36 años está en el capítulo 11, él te va a contar como se hizo asmático sin nunca haber sido alérgico, y como entró en una espiral de gripes, faringitis y neumonías repetitivas, que lo llevaron al consultorio de neumología y probar varios tratamientos sin ninguna mejoría.

La joven Silvia, de apenas 12 años de edad, la podrás visitar en el capítulo 12. Esta chica te contará como le diagnosticaron una enfermedad llamada "Artritis Reumatoidea Juvenil", después de que se le inflamaran varios dedos de ambas manos y el reumatólogo le mando tratamiento con un medicamento muy fuerte llamado metotrexato, que no le estaba curando la artritis y para completar, le estaba causando daño en los riñones.

Juana te estará esperando en el capítulo 13, ella es una enfermera de 31 años que estaba con una incapacidad laboral temporal debido a un lumbago crónico que no le permitía llevar una vida normal y estaba en control por neurocirugía para una eventual cirugía de columna que ella no deseaba.

Finalmente conocerás a Víctor en el capítulo 12, un policía de 45 años que estaba sufriendo de mareos crónicos y después de algunas pruebas le detectaron una arritmia en el corazón con un ritmo muy lento y con posibilidad de requerir un marcapaso.

Mi intención es rescatar un aprendizaje de cada una de las experiencias vividas por estas personas, tanto de su frustración y decepción por no haber recibido una solución satisfactoria de parte de sus médicos convencionales, como de la sorpresa y novedad de haber alcanzado una espectacular mejoría en su calidad de vida y la sanación total y definitiva en la mayoría de las enfermedades sufridas por ellos, después de haber buscado una *segunda opinión* en el terreno de la otra medicina.

Te invito de todo corazón que me acompañes por este recorrido cargado de experiencias, angustias, lágrimas y alegrías, emanadas de las vidas de personas que se vieron confrontadas con problemas de salud difíciles de resolver y que con su valentía y coraje decidieron dar un paso en contra de la corriente para descubrir el mundo de la llamada *Medicina Integrativa*, donde les esperaba una sorpresa gratificante e inesperada que los conduciría de vuelta a una vida plena de salud.

Finalmente te regalo un *epílogo* con mis reflexiones finales, las cuales las he personalizado para cuatro grupos de lectores. Comienzo con los *lectores sanos,* esas personas privilegiadas que nunca han estado enfermas o no lo están en este momento, pero son personas preocupadas por mantenerse en un estado de bienestar.

Luego me dirijo a las personas que al momento de leer este libro, padecen de alguna enfermedad, son los *pacientes enfermos*, que probablemente están leyendo este libro en busca de una alternativa a su viacrucis de enfermedad crónica.

El tercer grupo de lectores son los *estudiantes de medicina,* la generación de relevo y los futuros médicos, en cuyas manos estará el tipo de medicina que tendremos en las próximas décadas.

El cuarto y último grupo de lectores son los *médicos,* aquellos que extrañamente y de forma inesperada, hayan leído este libro, y se hayan enterado a través de sus páginas, de que existe otra medicina, que también es muy amplia y sólida, y aunque diferente en sus métodos, tiene la capacidad de ofrecer grandes beneficios a los enfermos, allí donde los tratamientos convencionales han fracasado.

Introducción
La Otra cara de la Medicina

Podemos definir a la ***Medicina Convencional*** como el sistema por el cual los médicos y otros profesionales de la salud, como enfermeros, farmacéuticos y terapeutas, tratan los síntomas y las enfermedades por medio de medicamentos, radiación o cirugía. A esta forma de medicina también se le llama biomedicina, medicina alopática, medicina corriente, medicina occidental o medicina ortodoxa.

La *Medicina Convencional* representa la forma de medicina dominante en el hemisferio occidental, mientras que en el hemisferio oriental, el escenario médico está ocupado fundamentalmente por las llamadas *Medicina Tradicionales,* siendo muy representativas la *Medicina Tradicional China* y la *Medicina Ayurvédica* de la India. En el hemisferio oriental, la *Medicina Convencional* ocupa un lugar secundario.

La *Medicina Convencional* tiene una antigüedad de unos 150 años y debemos buscar sus bases a mediado del siglo XIX, el llamado siglo de oro del conocimiento y las ciencias. En la segunda mitad de ese siglo ocurrieron algunos descubrimientos que sentaron las bases de esta forma de medicina, siendo los más importantes los siguientes :

En 1848 *Claude Bernard,* el gran fisiólogo de ese siglo y fundador oficial de la medicina experimental, descubre la primera enzima, la lipasa pancreática. En ese año comienza a emplearse el éter para sedar a los pacientes antes de la cirugía.

La figura médica por excelencia de este período fue *Rudolf Virchow.* Desarrolló las disciplinas de higiene y medicina social, en los orígenes de la *medicina preventiva* actual. Es el mismo Virchow el que postuló la teoría de *"Omnia cellula a cellula"* (toda célula proviene de otra célula) y explicó a los organismos vivos como estructuras formadas por células.

Poco antes de su muerte, en 1902, será candidato al Premio Nobel de Fisiología y Medicina, junto al español *Santiago Ramón y Cajal* quien obtendrá finalmente el galardón en 1906.

Louis Pasteur aunque no estudió medicina, puede considerarse uno de los investigadores más influyentes en la historia de la medicina del siglo xix. Su formación como químico le llevó a diseñar un método de observación de sustancias químicas mediante luz polarizada, lo que le abrió las puertas para el estudio de los microorganismos, demostrando que en los procesos de fermentación no se producían fenómenos de "generación espontánea" sino de proliferación de microorganismos previamente presentes.

Joseph Lister aplicaría posteriormente este conocimiento desarrollando mediante calor la práctica quirúrgica de la asepsia y antisepsia, y consiguiendo así disminuir drásticamente las tasas de mortalidad tras las operaciones, principal obstáculo para el definitivo despegue de la cirugía. El golpe definitivo a las enfermedades infecciosas (tras las vacunas y la asepsia) lo dará *Alexander Fleming* a comienzos del siglo xx con el descubrimiento de la penicilina, el primer antibiótico.

El 8 de noviembre de 1895 *Wilhelm Röntgen*, un físico Alemán, consiguió producir un nuevo tipo de radiación electromagnética en las longitudes de onda correspondientes a los actualmente llamados Rayos X. Por ese descubrimiento recibiría el Premio Nobel de Física en 1901.

Es la primera de las técnicas de diagnóstico por imagen que permitirán observar el interior del cuerpo humano en vivo. En 1896 los físicos Henri Becquerel, Pierre Curie y Marie Curie descubrieron la radioactividad, que originaría la *Medicina Nuclear*.

Entre los siglos xix y xx se desarrollan tres concepciones o paradigmas médicos, todos ellos herederos del modelo científico, principalmente biologicista y con fundamentación filosóficas en el positivismo :

1.-Paradigma *Anatomoclínico* : el origen de la enfermedad está en la lesión.

2.-Paradigma *Fisiopatológico* : se busca el origen en los procesos alterados.

3.-Paradigma *Etiológico* : el origen puede estar en las causas externas.

Entre los más destacados médicos de este siglo XX cabe destacar a *Sigmund Freud*, el gran revolucionario de la psiquiatría, *Robert Koch*, descubridor del bacilo causante de la tuberculosis, *Paul Ehrlich*, padre de la inmunología, *Harvey Cushing*, padre de la neurocirugía, o *Alexander Fleming*, descubridor de la penicilina, con la que da comienzo la «era antibiótica» de la medicina.

En 1948 se funda la Organización Mundial de la Salud (OMS) bajo el amparo de la Organización de las Naciones Unidas (ONU), primer organismo médico internacional especializado en gestionar políticas de prevención, promoción e intervención en salud a nivel mundial.

En 1978 se celebra la Conferencia Internacional de Atención Primaria de Salud de Alma-Ata, donde se pone de manifiesto la declaración del concepto *bio-psico-social* de la salud, así como la importancia crucial de las medidas sociales (suministro adecuado de agua potable y alimentos, vacunaciones...) y de la *atención primaria* de la salud para la mejora del nivel sanitario de las poblaciones. El lema (finalmente no cumplido) de esta conferencia fue *Salud para todos en el año 2000.*

La medicina técnica, capaz de desentrañar los secretos del cuerpo humano mediante dispositivos como la *Resonancia Magnética*, ha generado una corriente social "*medicalizadora*", en la que problemas y conductas se convierten en enfermedades. De este modo se consiguen dos objetivos: transferir la responsabilidad del individuo a la "enfermedad", y dejar su solución en manos de la técnica.

Sin embargo, paralelamente a esa evidencia, el desarrollo de la farmacología a nivel industrial y económico ha convertido a la medicina del siglo xx en tributaria del medicamento como icono de salud. La *Aspirina*, sintetizada por *Félix Hoffmann* en 1897 se ha convertido en uno de los símbolos de la cultura de ese siglo. Estos rasgos contradictorios, una medicina deshumanizada y mercantilizada, pero que ha conseguido erradicar enfermedades como la viruela o la poliomielitis y que ha conseguido aumentar la esperanza de vida media por encima de los 70 años en la mayoría de los países desarrollados, son la síntesis de la *medicina moderna convencional.*

En las últimas décadas del siglo xx la psiquiatría desarrolló una escuela psicofarmacológica basada en la premisa de que el mecanismo de acción de los Psicofármacos revelaba a su vez el mecanismo fisiopatológico secundario al trastorno psíquico acercándose de este modo a la Neurofisiología.

Más logros técnicos que deben destacarse son la transfusión sanguínea, llevada a cabo por primera vez con éxito en este siglo gracias a los trabajos sobre grupos sanguíneos desarrollados por *Karl Landsteiner*, o el trasplante de órganos, abanderado, no por el primero, pero sí por el más mediático y exitoso de sus desarrolladores, *Christian Barnard* primer cirujano en realizar con éxito un trasplante de corazón.

Nace la genética molecular, y se desarrollan las aplicaciones de la física en diferentes áreas de la medicina: el empleo de radioisótopos, la electroforesis, la cromatografía, la espectrofotometría, el uso del láser, el microscopio electrónico, las técnicas de ultrasonidos en ecografía, la tomografía axial computarizada o la resonancia magnética.

La automatización del cálculo mediante sistemas informatizados ha transformado la sociedad del siglo xx. Esa herramienta ha supuesto un gran impulso para muchas ciencias aplicadas como la medicina. Posiblemente el mayor logro médico del siglo xx sea la secuenciación del *genoma humano* y aunque todavía se tardarán algunas décadas en comprender y aprovechar ese enorme caudal de información, no cabe duda de que supondrá una nueva revolución en el modo de abordar muchas enfermedades, e incluso, en el modo de comprender y definir al ser humano.

En resumen, podemos señalar que las características que mejor definen a la *Medicina Convencional,* a la luz de su evolución de los últimos 150 años, son las siguientes :

*-Es *biologicista* : enfoca el problema de la salud y la enfermedad en el plano bioquímico y biológico del cuerpo, sin darle apenas relevancia a otros planos como el mental, emocional, energético o espiritual.

*-Es *mecanicista* : considera el cuerpo humano como una máquina conformada por piezas, y a la enfermedad como un desperfecto de alguna de sus piezas que debe ser reparada, eliminada o cambiada, para restaurar la salud.

*-Es *reduccionista* : divide al cuerpo humano en órganos y fomenta la especialización y super especialización de los médicos para reparar cada uno de esos órganos de la forma más eficiente posible.

*-Es *deshumanizada* : ve al ser humano como un conjunto de órganos individuales que trabajan en equipo y su función gira en torno a la reparación de esos órganos, sin siquiera importarle el nombre de la persona, su origen, su relación con el entorno, su forma de pensar, las emociones que maneja, ni su estilo de vida.

*-Está centrada en la *Enfermedad* : le rinde culto a la enfermedad, quién es la protagonista en todos los ambulatorios, centros de salud, clínicas y hospitales, donde yacen las personas enfermas hospitalizadas y son llamadas por el nombre de su enfermedad, y todo el personal sanitario que labora en ellos, centra su trabajo en todos los aspectos relacionados con la enfermedad.

*-Es *anti salud* : la palabra salud casi no existe en la jerga hablada por el personal sanitario, la promoción de la salud no es más que un nombre vacío en la placa de una puerta, la medicina preventiva es vista como un desierto estéril al que nadie quiere ir, la educación sanitaria es un término que casi nadie recuerda ni conoce su significado. Todas las

personas que acuden en busca de asistencia médica deben tener algún síntoma de enfermedad, porque si están completamente sanos y sólo buscan mantener su bienestar o evitar las enfermedades, son expulsadas grotescamente de todas las consultas médicas.

*-Es *mercantilista* : coloca los valores económicos por encima de los valores humanos. Lo importante es generar dinero en grandes cantidades. Cada una de las enfermedades y la especialidad que las atiende se han convertido en negocios altamente lucrativos, en verdaderas empresas.

Como la empresa del cáncer, de las enfermedades cardiovasculares, de la diabetes, de las enfermedades autoinmunes, etc, cuyos tratamientos farmacológicos y quirúrgicos son altamente lucrativos y generan miles de millones de dólares cada año.

*-Es *experimental* : todos sus procedimientos terapéuticos deben ser experimentados tanto en animales como en humanos, para poder gozar de validación y autorización legal. Sin embargo, la violación de la ética científica, el engaño, el soborno y el tráfico de influencia, son procedimientos comunes para conseguir los permisos sanitarios requeridos por los organismos oficiales, con el único objetivo de lanzar sus nuevos productos para mantener vigente el mercado farmacológico y esclavizada a la población de pacientes consumiendo de forma crónica y de por vida, la mayoría de los fármacos que se producen.

*-Es *corporativista* : funciona como una corporación gigantesca que se ha apoderado de todas las instituciones que conforman la sociedad y la vida de cada nación. El inmenso caudal económico que genera, que es infinito, como las estrellas del universo, le ha permitido penetrar y controlar todos los mecanismos de poder social y ninguna institución se ha salvado de caer en sus redes.

En los 150 años de vida que tiene, se ha adueñado de las universidades donde se forman los médicos y ha modificado el curriculum o pensum de estudio a su antojo y adaptándolo rigurosamente a sus intereses, así ha eliminado materias como nutrición, botánica, medicina ambiental e historia de la medicina para que los médicos no tengan conciencia de los orígenes de la medicina y sean unos ignorantes en nutrición y fitoterapia; a la vez que se enfoca en la farmacología, la bioquímica, la anatomía y la patología para que los médicos solo piensen y ejerzan en función del paradigma de la medicina dominante.

Además de controlar la formación de los médicos de todas las universidades del hemisferio occidental, también controla la OMS, todos los ministerios de salud de cada país, los colegios de médicos, los medios de comunicación especializados (revistas científicas) y no especializados (prensa ordinaria).

Incluso todas las instituciones políticas han caído en sus redes, para que cada uno de estos sectores solo haga y diga lo que se le ordene, para garantizar la supervivencia y el fortalecimiento de una institución que ha parasitado las entrañas de la humanidad, que en su afán desaforado y desmedido de poder y control, la amenaza seriamente de muerte y autodestrucción.

La otra cara de la medicina, que representa la contrapartida de la medicina oficial moderna, es la llamada **Medicina no Convencional,** que es la hija y heredera de la medicina milenaria ancestral, higienista, naturista, ambientalista y vitalista, que cree en una *Fuerza innata de sanación* y concibe a la salud como la expresión de un equilibrio armónico entre todos los cuerpos que integran al ser humano, el cuerpo energético, mental, emocional, espiritual, bioquímico, biológico, fisiológico y social.

La *Medicina no Convencional* ha recibido muchos nombres, otorgados, algunos de ellos, por la misma Medicina Convencional, muchas veces para marcar la diferenciación entre ambas, y otras veces para descalificarla o desvirtuarla frente a la población general. Algunos de esos nombres son : *"La otra Medicina", "Medicina Artesanal", "Medicina Alternativa", "Medicina Complementaria".* Otras veces han sido los mismos practicantes de la Medicina no Convencional que la han llamado de diferentes formas, en un intento de reflejar su naturaleza, y de esa forma, se han ensayado algunos otros nombres

*-*Medicina Natural o Naturopatía* : hace referencia al uso de remedios y métodos naturales para recuperar la salud y mantener el bienestar, como el sol (helioterapia), el agua (hidroterapia), la tierra (geoterapia), etc. Plantea por lo tanto, llevar un estilo de vida apegado a las leyes de la naturaleza para mantenernos en estado saludable.

*-*Medicina Holística* : hace referencia al enfoque holístico, que significa el *todo*. Se pretende destacar que esta forma de medicina estudia al ser humano como una totalidad integrada en un solo ser, donde todos sus cuerpos, anatómico, bioquímico, mental, energético, emocional y espiritual , se encuentran interconectados y funcionando de forma global y cualquier desequilibrio en alguno de ellos termina por alterar el funcionamiento del *todo*. Por lo tanto, su objetivo es diagnosticar los posibles desequilibrios en cada uno de los diferentes cuerpos, para corregirlos y devolver la salud total del organismo.

*-*Medicina Funcional* : hace referencia al estudio de la funcionalidad de cada órgano y en su relación con todos los otros órganos del cuerpo.

Pretende evaluar y diagnosticar los trastornos o desequilibrios de la salud que afectan en una primera instancia a la función de los diferentes órganos, causando síntomas variados e inespecíficos, en un momento cuando aún no hay signos anatómicos de ninguna *lesión* que pueda ser detectada con métodos diagnósticos convencionales, como radiología, ecografía, tomografía, etc. Basa sus diagnósticos en la evaluación de elementos bioquímicos y biomoleculares que pueden resultar alterados y son la base de la alteración funcional que está causando la sintomatología de los pacientes.

*-*Medicina Orthomolecular* : se basa en el estudio de la individualidad bioquímica de cada persona y en la búsqueda del trastorno molecular preciso (medicina de precisión), que puede estar causando todos los trastornos que afectan la fisiología y/o anatomía del

cuerpo y que son los responsables de la sintomatología del paciente. Plantea que la terapéutica debe basarse en la selección de las moléculas precisas que deben ser corregidas en cantidad y calidad, a la dosis precisa, usando incluso las mega dosis, para corregir el trastorno bioquímico que está en la raíz de la enfermedad.

*-*Medicina Energética o Bioenergética* : hace referencia al conjunto de *energías* que existen y circulan en nuestro cuerpo y que representan el primer plano de funcionalidad del organismo. Habla del *chi* de la medicina china, que circula por los meridianos que conectan a todos los órganos en una intrincada red de múltiples relaciones y conexiones, o del *prana* del ayurveda, o de la energía luminosa, vibracional, eléctrica, magnética, electromagnética, de radiofrecuencia o bioresonancia, que son la base de una gran variedad de equipos sofisticados que utilizan la *biofísica* para el diagnóstico y tratamiento de todas las alteraciones de las diferentes energías de nuestro cuerpo.

*-*Medicina Biológica* : aquella que basa su estudio en la comprensión del funcionamiento de nuestra biología y utiliza remedios que solo existen en los cuerpos vivos de forma natural, como las vitaminas, los minerales, las enzimas, los oligoelementos, etc. Descartando por ello el uso de remedios sintéticos y artificiales que pueden resultar dañinos para el cuerpo.

*-*Medicina Tradicional* : es uno de los términos más empleados y el preferido por la Organización Mundial de la Salud, (OMS), para referirse a las formas de medicina que son propias de cada cultura y tienen una naturaleza antropológica, que ha nacido y se ha forjado con cada tipo de civilización.

Incluye la Medicina Tradicional Naturopática, la Medicina Tradicional China, la Medicina Ayurvédica, la Medicina Indígena, la Medicina Chamánica, etc. En su reunión anual del 2011, la OMS desarrollo un programa titulado : *"Estrategias 2011 a 2023 para incluir a las medicinas tradicionales en los sistemas nacionales de salud"*, mostrando de esa forma su interés en aprovechar los beneficios de las medicinas tradicionales en la resolución de muchos problemas de atención primaria.

Los orígenes de la *Medicina No Convencional,* el tipo de medicina que incluye todos los nombres y términos explicados en los párrafos anteriores, debemos buscarlos en los albores de la historia, desde hace unos 5000 años, porque nació con las primeras formas de medicina primitiva de las primeras civilizaciones occidentales y orientales, cuyos métodos han evolucionado con la historia de los diferentes imperios y a lo largo de las diferentes eras, como la edad antigua, la edad media, el renacimiento, la edad moderna y la edad contemporánea hasta llegar a nuestros días.

En el hemisferio occidental las primeras formas de *Medicina Tradicional* nacieron con las civilizaciones más antiguas, que datan de 4000 años a.C., en la remota **Mesopotamia** y el Egipto faraónico, florecieron las conocidas civilizaciones Persa, Sumeria y Babilónica. De esa etapa de la historia, los primeros aportes para la Medicina fueron :

.-La medicina tenía un enfoque mágico-religioso, ligada a los Dioses.

.-Observaron la importancia de la higiene personal y del hogar para mantener una buena salud

.-Señalaron que la alimentación inadecuada era la causa de la enfermedad

.-Nace el "Interrogatorio" del paciente, como herramienta básica para entender los síntomas.

.-Se implementaba el aislamiento de los enfermos y la disposición de excretas, para cuidar la salud colectiva.

En la **Grecia** antigua, entre el año 900 al 250 a.C., la medicina adquirió una gran relevancia e impulso, de la mano de la figura de grandes médicos y filósofos que destacaron a lo largo de esos ocho siglos y cuyos aportes perduraron por más de mil años. Entre los años 900 y 700 a.C. destacaron los aportes siguientes:

.-Nacimiento de la hidroterapia, termoterapia, quiromasaje y fisioterapia para restablecer la salud

.-Se inicia el conocimiento empírico de las plantas medicinales para emplearlas como remedios.

.-Surge el concepto de alimentación balanceada y la necesidad del ejercicio físico para mantenerse sano

Entre los años 700 y 460 a.C surgieron en Grecia las primeras figuras brillantes de la medicina, como Pitágoras, Alcmeón, Empédocles y Diógenes de Apolonia, cuyos aportes a la medicina fueron:

.-Nace el concepto de la medida equilibrada en los aspectos de la salud

.-Se destacó la importancia de la relación entre alimentación, digestión, fermentación y salud

.-Surgió el concepto de alimentación vegetariana y el crudivorismo por ética y moral

.-Nació la teoría de los humores y los 4 elementos (aire/tierra/fuego/agua) para entender la dinámica del cuerpo.

.-Se planteó que el rol del médico debe ser la restauración del equilibrio perdido, en unión con la naturaleza.

Entre los años 450 y 370 a.C. se impuso la figura y obra del que luego sería llamado "Padre de la Medicina Occidental". Hipócrates, el director médico de la Medicina Egea en la isla de Cos, en Grecia, desarrolló una forma de medicina única para la época y dejó un postulado para la historia, que aún perdura en nuestros días. Los aspectos más resaltantes de esa titánica labor la podemos resumir de la forma siguiente.

Hipócrates enseño y promulgó que el ejercicio de la medicina debería fundamentarse en varios principios inalienables, que eran los siguientes :

- La salud es el más alto de los dones y por ello debemos cuidarla

como nuestro mayor tesoro
- Ejercicio, actividad profesional y costumbres sociales son elementos que influyen en la salud
- La naturaleza es la que cura (*Natura vis Medicatrix*)
- Todas las enfermedades son curables, sin embargo, no todos los pacientes lo son.
- Hay Enfermos y no Enfermedades: hay que "individualizar" el tratamiento de cada paciente
- Que tu alimento sea tu medicina y que tu medicina sea tu alimento
- El médico debe ser un educador, instructor y facilitador del proceso de sanación
- A la hora de tratar al paciente, el médico debe procurar "Primero no hacer daño" (*Primum Non Nocere*)
- El médico siempre debe intentar encontrar la "Raíz" que causa la enfermedad (*Tolle Causam*).

Hipócrates propuso que toda enfermedad evoluciona en tres fases, que son las siguientes:

- La enfermedad aparece por la alteración de humores crudos o ensuciamiento
- La reacción de la Physis (cuerpo) ante el ensuciamiento, genera los síntomas de la enfermedad
- La sanación podría ocurrir al mejorar los procesos de eliminación de los emuntorios y limpiar los humores

Hipócrates fue el primero en :

- Asociar el clima con la salud y escribió el primer tratado de climatoterapia : "De aire, agua y lugares".
- Establecer la idea del "Pronóstico de la enfermedad", al describir la evolución natural de la misma.

- Utilizar y fomentar el régimen de ayuno, frutas y verduras crudas como terapia desintoxicante.
- Utilizar el agua como agente terapéutico en baños fríos o calientes (hidroterapia).
- Dejar su legado en una colección de 10 tomos, el "Corpus Hipocrático" que perduró por 1000 años
- Señalar la mala alimentación, la intoxicación, las emociones y el efecto del clima como causas de enfermedad
- Escribir sobre conducta y ética médica desarrollando un código estricto de comportamiento basado en la compasión, el compromiso, el respeto y la obligación del médico con el paciente
- Recoger todas sus recomendaciones sobre la ética profesional en el famoso "Juramento Hipocrático".

El último aporte griego a la medicina lo dieron destacados filósofos entre el 350 y 250 a.C, como Platón, Sócrates, Aristóteles y Erasístrato, los cuales establecieron :

- Que la enfermedad estaba relacionada con una "disarmonía entre el alma y el cuerpo".

- La concepción Psicosomática de la enfermedad
- La importancia de la Psicoterapia verbal para facilitar la "cura del alma".

La medicina en la antigua **Roma** fue una prolongación del saber médico griego. Lo más resaltante fue la creación de varias *Escuelas de Medicina* con diferentes enfoques, que dominaron el escenario médico por un período de tiempo determinado. Las más destacadas fueron las siguientes :

*-Escuela Estoica : Séneca 4 a.C. : los aportes más importantes de esta escuela fueron los siguientes :

- La idea de que la enfermedad es el castigo por desnaturalizar el cuerpo con malos hábitos de salud
- Debemos llevar una vida frugal, sencilla, de fortalecimiento del cuerpo.

*- Escuela Ecléptica, 30 años d.c : Celso y Dioscóride : sus aportes más destacados fueron :

- Estableció 3 formas de terapia : dietética, herbología y cirugía.
- Publicó la primera "Materia Médica" de Fitoterapia

*-Escuela Metódica, 50 años d.C. : Asklepiades y Thesaslio : sus aportes fueron :

- Le dio gran impulso a la hidroterapia
- Fomentó la construcción de acueductos y balnearios
- Promovió los ayunos y dietas estrictas y prolongadas
- Enfatizó la colaboración del paciente en la curación

*-Escuela Pneumática, 100 d.C. : Galeno : Fue la más destacada y sus aportes fueron :

- Desarrolló la *"Tipología Biológica"* basada en los humores; Flemático, Colérico y Melancólico
- Desarrolló el enfoque de tratar las enfermedades por sus contrarios *"Contraria contraris curantur"*
- El medicamento *"pharmakon"*, podía actuar como medicina o como veneno, según el uso que se le diera
- Aconsejó el uso abundante de medicamentos: *"manos de los dioses"*
- El médico debe ser *"filósofo" (iatros)* y no sólo un recetador *(pharmakeüs)*
- Confiaba más en la *"Capacidad de la razón"* para tratar al

enfermo.
- Se le considera el padre de la "Terapéutica Racional"
- Su obra e influencia se extendieron del siglo II al siglo XVIII

Durante la **Edad Media** (Siglos V al X d.C), ocurrieron cambios sociopolíticos que influyeron dramáticamente en la medicina. Desaparecieron los reglamentos médicos romanos y la asistencia médica fue controlada por la iglesia.

Muchos monasterios se convirtieron en centros de curación *(Nosocomios)*, generando el primer concepto de hospital. En el pueblo había muchos practicantes de medicina y el frasco de orina se convirtió en el símbolo del médico. En el siglo V la ciudad de Constantinopla se convirtió en el principal centro de estudios médicos y en el siglo VII los conocimientos médicos se vieron muy influenciados por el ISLAM.

Los médicos del mundo árabes más destacados fueron : *Rhazes* 925 d.C; médico destacado de Irán, *Avicena* 980 d.C; el "Galeno" de la cultura islámica, *Abulcasi* 1013 d.C., *Avenzoar* 1148 d.C. y *Maimónides* 1162 d.C. Los aportes más importantes de estos médicos fueron :

- Se reconoció a la fiebre como un mecanismo de defensa del cuerpo contra la enfermedad

- Se estableció la naturaleza contagiosa de algunas enfermedades, como la tuberculosis.

- Se Inició la cirugía de Catarata y la práctica de la Traqueostomía

En el período del **Renacimiento** (siglos XI al XVIII) ocurrieron algunos acontecimientos que le dieron un gran impulso a la medicina, como fueron la fundación de la primera Escuela de Medicina de Europa en Salerno (Italia) y en el año 1180 d.C. se creó por vez primera el título de "Doctor en Medicina". La Peste Negra (1347 a 1352), dio inició a un período de nuevo interés por la investigación en el campo de la Medicina. La Revolución Británica de 1688, la Declaración de independencia de EE.UU en 1776 y la Revolución Francesa en 1778.

La medicina entró en la época de la *Ilustración y* arrancó un período de notable explosión de energía creativa, el pensamiento humanista empezó a reemplazar los dogmas existentes, y el invento de la imprenta ayudó a que se difundiera por toda Europa. Destacaron figuras como *Leonardo Da Vinci* (1452-1519) y *Paracelso* (1463-1565). Los aspectos más relevantes de la medicina de esa época fueron:

- Se le dio un nuevo sentido a la profesión médica
- Se le dio gran importancia a los tóxicos, la constitución individual y las afecciones psíquicas
- La Anatomía y la Alquimia entraron en una nueva época de avances.

Durante el **Siglo XIX** mucha gente todavía dudaba de la capacidad de los médicos por no aportar soluciones a las enfermedades. El elevado coste de los servicios médicos no permitía a la clase obrera, acudir a las consultas. Representa la era de los medicamentos patentados, todos aquellos que llevaban el nombre de su inventor. Las drogas preparadas por los médicos, las cuales usualmente contenían tóxicos como el *antimonio* o el *mercurio,* se les tenía muy poca confianza. Como consecuencia de ello, volvió a renacer el interés por las hierbas. Las figuras médicas más destacadas de esa época, incluyen a :

*- Vinzenz Priessnitz, (1799-1851) y Sebastian Kneipp, (1821-1897), "Padres de la Hidroterapia"

- Todas las enfermedades tienen su raíz en las alteraciones de la sangre, sea porque están presentes sustancias patógenas, o porque se haya perturbado su circulación normal.
- La enfermedad surgía por un modo antinatural de vivir, exceso

de medicamentos, comidas copiosas, fuertes impresiones intelectuales o pasionales, etc.

- Su terapia se basaba en eliminar esas sustancias dañinas, restablecer la circulación y vigorizar el organismo debilitado, todo ello mediante el tratamiento con agua.
- En sus tratamientos combinaban las prácticas hidrópatas con la dieta, los ejercicios al aire libre y otras recomendaciones sobre hábitos de vida.
- No concebían el agua como un *remedio en sí mismo*, sino que el agente de la curación era la *fuerza vital* del propio organismo enfermo.
- Opinaban que: "El verdadero médico reside en el propio ser humano; yo solo ayudo a la naturaleza y ésta cura la enfermedad.

*- Samuel Hahnemann, (1755-1843) y Constantine Hering (1850) : "Padres de la Homeopatía".

- La palabra *homeopatía* deriva del griego *"homoios"*, que significa similar y *"pathos"* que significa sufrimiento. La misma sustancia que a grandes dosis produce los síntomas de una enfermedad, a dosis mínimas, la cura.
- La acción terapéutica de los remedios homeopáticos se encuentra en el campo de la *física cuántica*.
- La *frecuencia electromagnética* específica de la sustancia original se graba en el remedio homeopático después de diluir

y agitar. El remedio homeopático envía al organismo un *"mensaje electromagnético"* que equivale a la frecuencia, o patrón, de una enfermedad para estimular la respuesta curativa normal del cuerpo.

- La curación va progresando desde las partes más profundas del organismo hasta las extremidades, de la cabeza a los pies y de los aspectos mental/emocional hacia los físicos.
- El proceso curativo empieza eliminando los síntomas inmediatos y después sigue con los síntomas antiguos, que suelen ser como capas de fiebre, traumatismos, o lesiones crónicas que se trataron sin éxito o se suprimieron con medicamentos convencionales.

*- Benedict Lust, 1892 : *"Padre de la Naturopatía"*

- La *Naturopatía* fue definida como "una forma de vida y un concepto de curación que empleaba distintos medios naturales para tratar las enfermedades y afecciones".
- Creó el término *"curación natural"* que eran una combinación de la higiene norteamericana, la curación natural alemana y de la hidroterapia de Kneipp.
- ¿Es mejor combatir las enfermedades con sustancias irritantes, como vacunas y sueros propios de la superstición moderna, o mediante fuerzas inocuas intrínsecas de la terapéutica natural, que emplea esta nueva escuela de medicina, la *Naturopatía?*
- El Programa de las curaciones neuropáticas incluía: La eliminación de los malos hábitos., adoptar hábitos correctivos y asumir nuevos principios para vivir mejor.

En el **Siglo XX**, a mediados de la década de 1930, *Morris Fishbein,* director del *Journal of the American Medical Association (JAMA),* se embarcó en una venganza personal contra la medicina naturopática, a la que él consideraba como *charlatanería*. En esa década la popularidad de la naturopatía comenzó a declinar, debido a la introducción de las Sulfamidas en la vacuna de Salk en 1937, el público norteamericano se acostumbró a la aparición anual de vacunas y antibióticos milagrosos.

La moda por la tecnología, la aparición de la medicina química milagrosa, el interés por la cirugía, impulsado por la Segunda guerra Mundial, el informe de Flexner, y la muerte de Benedict Lust en 1945 se combinaron para provocar el declive de la *Medicina Natural o Naturopática* y de la *Curación Natural* en EE.UU.

En la cumbre de su propia autoconfianza, en los siglos XIX y principios del XX, los médicos occidentales intentaron desacreditar cualquier otra forma de tratamiento médico que no fuera el ortodoxo. A pesar de las restricciones y las numerosas acciones judiciales en contra de practicantes no convencionales, las fuerzas ortodoxas no consiguieron nunca alcanzar una victoria absoluta.

La medicina basada en las hierbas, o naturopática pudo sobrevivir e incluso, una parte de la misma, fue adoptada como una forma de tratamiento convencional.

Lo mismo ocurrió con otras terapias populares como los famosos *colocadores de huesos*, las cuales evolucionaron para convertirse en la *Quiropráctica* y la *Osteopatía*. Incluso algunos médicos cualificados practicaban técnicas poco ortodoxas, tales como la hipnosis, la homeopatía, las terapias manipulativas, la naturopatía, fitoterapia y eventualmente acupuntura.

Alrededor de 1960, mientras que la ciencia médica ortodoxa había cosechado un gran éxito al combatir una extensa variedad de trastornos, en cambio no había progresado demasiado en la cura de otras enfermedades, como el cáncer, las alergias, las enfermedades cardiovasculares, por ejemplo. Al mismo tiempo la existencia de una preocupación pública por los efectos secundarios producidos por los fármacos prescritos, la duda sobre la eficacia de determinadas operaciones quirúrgicas, así como los crecientes costes de los tratamientos médicos, iban en constante aumento.

Una nueva ola de estudiantes fue atraída por los preceptos filosóficos de la profesión médica naturopática, en los que se invitaba a hacer un uso adecuado de la ciencia y se mostraba interés por una educación universitaria moderna y por estar a la altura de las circunstancias. Para que la medicina naturopática volviera a formar parte de la corriente principal de la medicina era necesario establecer instituciones acreditadas, realizar una investigación creíble y establecerse como parte integral del sistema sanitario.

En 1978 en EE.UU., se constituyó el *John Bastyr College of Naturopathic Medicine* en Seattle, Washintong, por mediación de Joseph E. Pizzorno, Jr. MD, Lestes E. Griffith, ND, William Mithell, MD y Sheila Quinn.

Su propósito era enseñar una medicina natural con base científica, y así, Bastyr se convirtió en el primer colegio naturopático con acreditación. En 1993, en Arizona, Michael Cronnin, MD, y Conrad Kail, MD fundaron el *Southwest College of Naturopathic Medicine and Health Science*. Con estos primeros colegios acreditados con una investigación activa y el reconocimiento de la aplicación apropiada de la ciencia a la formación en la medicina natural y en la práctica clínica, la medicina naturopática comenzó a recuperar el terreno perdido.

Los trastornos que inducen cada vez más a la gente, incluyendo a los mismos médicos, a explorar las terapias no ortodoxas, son cada vez más variados tanto en naturaleza como en gravedad:

- Enfermedades degenerativas de las células
- Infecciones y alergias crónicas
- Ansiedad, depresión, migrañas, insomnio
- Cáncer y enfermedades coronarias
- Artritis y otros trastornos reumáticos

Todas estas enfermedades podían ser *aliviadas* por la medicina ortodoxa de mediados del siglo XX , aunque ésta no era capaz de *curarlas*. En muchos casos, estos alivios producían efectos secundarios, o bien, reducían la calidad de vida del paciente. Las terapias *no convencionales*, o *complementarias*, como también se les llamaba, enfatizan el hecho de que las enfermedades no son producto de una sola causa, sino la combinación de varios factores:

- Predisposición hereditaria
- Estilo de vida y dieta
- Estado mental y emocional
- Estado espiritual del paciente.

Muchas personas que consultan a las terapias complementarias lo hacen después de que la medicina ortodoxa no ha sido capaz de ayudarles, y los pacientes reumáticos, por ejemplo, se mostraban más dispuestos a utilizarlas como primera opción, especialmente a la osteopatía y la quiropráctica. De esta forma comenzó a surgir la necesidad de estudiar científicamente algunos aspectos de las Terapias Alternativas o Complementarias. Conforme la ciencia comenzó a analizar cada vez más esta necesidad, cada vez más médicos convencionales comenzaron a emplear algunas de las técnicas más prometedoras de las Terapias Complementarias.

Las aplicaciones clínicas, así como los resultados obtenidos a través de la investigación en áreas de las Terapias Alternativas, se han ganado un merecido lugar en las revistas médicas ortodoxas.

Ya no es posible mantener la idea médica tradicional de que resulta poco ético recomendar la asistencia a consulta de un terapeuta complementario, y la presión ejercida tanto por el público en general, como por las organizaciones médicas, para que se incluyan las Terapia Complementaria en el Servicio Nacional de Salud, es cada vez mayor. La Organización Mundial de La Salud (OMS) en su reunión anual en Ginebra 1990 declaró:

"Es importante y relevante comenzar a tomar en cuenta el aporte que la Medicina No Convencional está haciendo en el campo de la Medicina Preventiva. Se exhortó a que todas las instituciones públicas y privadas dedicadas al campo de la salud en cada nación, comenzaran a promocionar, investigar e incorporar en su praxis sanitaria a las diferentes disciplinas que conforman las Terapias Complementarias".

Posterior a la declaración de Ginebra de la OMS en 1990 se ha registrado un auge significativo de las Terapias Complementarias o Alternativas en los 5 continentes, como lo revelan las estadísticas publicadas:

a.-Uso de las Terapias No Convencionales por algunos países (OMS 2005) :

- Estados Unidos: 45%
- Australia 48%
- Francia 49%
- Canadá 70%
- India 70%
- España 30%
- África 80%

.-Uso de Terapias no convencionales en el manejo de algunos problemas de salud en Estados Unidos según el Instituto Nacional de Salud (NIH-2004) :

- Pacientes con Sinusitis Crónica ....81 %
- Infectados con VIH ....50 %
- Pacientes con Cáncer.........................63 %
- Pacientes con Psoriasis......................62 %
- Pacientes con Lupus..........................49%
- Niños con Leucemia Linfoblástica..............40%
- Pacientes con Trasplante de órgano.............20%

c.-Consumo de Servicios y Productos de Terapias no convencionales en Estados Unidos en billones de dólares anuales, publicado en la revista de la Asociación Médica Americana (JAMA-1998):

- Consultas a profesionales ....$ 19.6
- Consumo de vitaminas y minerales............$ 4.7
- Consumo de productos dietéticos..............$ 3.3
- Consumo de productos Herbarios.............$ 5.1
- Total anual....................................$ 34.4

d.-Se crearon importantes centros universitarios de Investigación para validar el carácter científico de las Terapias no convencionales en las más prestigiosas Escuelas de Medicina de Estados Unidos con un presupuesto anual de $ 200 millones:

- Centro de investigación de SIDA. Bastyr Univ. Washington. 1995

- Centro de investigación de la salud femenina. Columbia Univ. New York. 1993

- Centro de investigación para diversas condiciones médicas. Harvard 1993

- Centro de investigación de enfermedades neurológicas. Kessler Univ. 1994

- Centro de investigación en quiropraxia. Palmer Univ. Davenport-Iowa. 1995

- Centro de investigación sobre el efecto de la edad. Stanford 1994

• Centro de investigación en condiciones pediátricas. Arizona Univ. Tucson. 1996

• Centro de investigación en asma e inmunología. Calf. Univ. Davis. 1995

• Centro de investigación para el dolor. Maryland Univ. Baltimore. 1997

• Centro de investigación en enfermedades cardiovasculares. Michigan Univ.1996

• Centro de investigación en adicciones. Minnesota Univ. Mineapolis. 1995

• Centro de investigación en cáncer. Texas Univ. Houston. 1993

Aunque los médicos naturópatas del siglo XIX eran observadores clínicos astutos, carecían de las herramientas científicas para valorar la validez de sus conceptos y tampoco mostraban mucha inclinación por la aplicación de la investigación de laboratorio, sobre todo cuando la ciencia se empleaba con frecuencia para eliminar su profesión.

Durante la última década del siglo XX y la primera década del siglo XXI diferentes investigaciones proporcionaron documentación científica para la mayoría de los conceptos de la medicina no convencional, y la nueva generación de médicos naturópatas científicos está utilizando estas investigaciones para continuar con la expansión de la profesión.

La *Medicina no Convencional, alternativa o complementaria,* al igual que todo el concepto de la *Medicina Natural,* puede parecer una moda acientífica que pasará pronto.

Para aquellos que estén informados, está claro que la nueva medicina natural lidera la vanguardia de la medicina del futuro. Las herramientas científicas que hoy existen permiten evaluar y apreciar muchos aspectos de la medicina natural.

Todo esto ilustra el *cambio de orientación del paradigma* que se está produciendo dentro de la medicina, lo que una vez se despreció se está aceptando como eficaz. De hecho, en la mayoría de los casos, la *alternativa natural* ofrece ventajas importantes respecto a las prácticas médicas estándar. En el futuro, los conceptos, las filosofías y las prácticas de las medicinas no convencionales serán cada vez más aceptados. La práctica de las medicinas no convencionales está en rápido crecimiento, sus habilidades terapéuticas y diagnósticas se hacen cada vez más sofisticadas y el interés del público es cada vez mayor. La clave crucial para el futuro de esta forma de medicina está en que se convierta en parte integral del *sistema sanitario* público de la mayoría de los países.

La ***Medicina no Convencional* del siglo XXI** está basada en todos los principios milenarios forjados por los grandes médicos vitalistas del pasado y que conforman los *paradigmas* sólidos que la definen, que son :

a.-Existe una fuerza o poder interno de *autosanación* que tiende a mantener al cuerpo en estado de salud de forma permanente y su capacidad para lograrlo radica en el grado de equilibrio fisiológico existente en cada momento.

b.-El estado de salud de una persona depende del *nivel de equilibrio* existente entre los factores físicos, psicológicos, emocionales y sociales, por lo tanto, cualquier desequilibrio puede originar la pérdida de la salud. El ser humano consigue su equilibrio en la medida en que respeta el equilibrio de las leyes naturales.

c.-El médico naturópata debe enfocarse en buscar la *raíz* de los desequilibrios que sufre su paciente, y una vez localizados, debe esforzarse en implementar los *cambios* necesarios en el *estilo de vida* para corregir esos desequilibrios y propiciar con ello la *restauración de la salud*.

d.-La medicina naturopática no considera al ser humano *dividido o fraccionado* en zonas, órganos o sistemas (*enfoque reduccionista*), sino que lo concibe como un *ente integrado* que trabaja como un todo (*enfoque holístico*).

e.-En la medicina naturopática, la salud es el estado normal del ser humano, en su conjunto físico, psíquico y espiritual.

f.-Los remedios naturales no deben producir daño al hombre, los animales y la naturaleza. Deben ser de fácil comprensión y aplicación en la mayoría de los casos. Su efecto debe ser agradable y sin crear ningún perjuicio.

g.-La medicina naturopática no tiene especialidades, se basa en una serie de terapias naturales para conformar un tratamiento completo.

h.-La medicina naturopática conserva la salud con los medios que ofrece la naturaleza, sol, agua, aire, tierra, plantas, alimentos, ejercicio y descanso.

i.-El médico naturópata debe ser en primer lugar un especialista en como conservar la salud, y si se pierde, debe ayudar a la curación, usando los remedios naturales. Si no es posible la curación, debe ayudar a aliviar el padecer, si nada es posible ya, debe consolar.

j.-Debe conseguir del paciente una actitud positiva frente a la enfermedad, debe calmar a sus enfermos, darles ánimo y entereza para que luchen contra su enfermedad hasta vencerla. Una vez sanado el enfermo, tratar de que se mantenga en unos hábitos de vida saludables

k.-Debe estar consciente de que él no es quien cura al enfermo, con sus consejos ayuda a un organismo que lucha por sí mismo con la enfermedad y sale de ella.

En la primera década del Siglo XXI ha surgido una nueva corriente en la medicina denominada **Medicina Integrativa,** definida como aquella ejercida por un médico, conocedor de la medicina convencional y no convencional (acupuntura, fitoterapia, naturopatia, nutriterapia, etc), que promueve la participación activa de la persona que acude a la consulta, en el proceso de la búsqueda de su bienestar físico, psicológico y social, acompañándoles y orientándole en el desarrollo del mismo. Representa la última frontera en servicios de salud, que utiliza los elementos y terapias disponibles, basados en evidencia científica, independientemente de su fuente, para revertir la causa básica que genera la enfermedad, incrementando el estado de bienestar y salud.

La *Medicina integrativa* suma todas las formas de medicina y terapias, con base científica, para lograr lo mejores resultados en el paciente. Incluye :

- Medicina Convencional
- Medicina Mente – Cuerpo
- Gestión de las emociones
- Estilo de vida, ejercicio físico y nutrición
- Acupuntura, fitoterapia, masaje
- Odontología, terapias biológicas y biofísicas
- Homeopatía y Homotoxicología

Al combinar la medicina convencional con la medicina preventiva y la no convencional, la medicina integrativa plantea una nueva forma de practicar el arte de la salud, promoviendo la concepción de un *nuevo paciente,* abierto al cambio, responsable de su salud y proactivo en el proceso de preservarla;

Y de un *nuevo terapeuta,* empático, participativo y dispuesto a trabajar en equipo con el paciente y con otros profesionales de la salud. Los fundamentos o bases de la medicina integrativa incluyen :

• Un paradigma milenario de sanación presente en múltiples culturas del planeta.

• Se basa en el concepto del "propio proceso de sanación del cuerpo humano".

• Orientado más hacia la "reversión" de la causa que hacia el "alivio" de los síntomas.

• Utiliza los recursos terapéuticos que provee la naturaleza.

• Vis Medicatrix Natura : el poder sanador de la naturaleza.

• Primum Non Nocere : primero no hacer daño.

• Tolle Causam : encontrar la raíz de la causa.

• Tratar la persona en forma integral y completa.

• Medicina Preventiva antes que curativa.

• Promoción del bienestar y estilos de vida saludables.

• Promociona la educación para la salud y el bienestar.

• El terapeuta es un educador, instructor y facilitador del proceso de sanación

• La salud es un estado positivo, no la ausencia de enfermedad.

• Cada individuo es único y en constante cambio.

• Enfatiza la responsabilidad individual en el mantenimiento de la salud.

• La salud reside en la interacción mente/cuerpo/espíritu.

• Individualiza el diagnóstico y el tratamiento.

• Enfatiza el uso de sustancias naturales y restringe el uso de las sintéticas.

A medida que avanza en siglo XXI, cada vez más médicos convencionales se interesan en estudiar y practicar la *Medicina Integrativa*, movido por diferentes razones :

• Incomodidad e insatisfacción con la biomedicina y la industria farmacéutica.

• Preocupación por los peligros inherentes a la praxis médica convencional.

• La comercialización con las necesidades de la comunidad y los pacientes.

• La aceptación de que existen otros procesos de sanación efectivos y posibles.

• Cuestionamiento personal como profesional de una medicina a veces ineficaz.

• Trascender los límites de los fármacos y la cirugía como única herramienta terapéutica.

Capítulo 1
El Corazón de Pablo no funciona bien

Pablo es un hombre de 45 años, que vivía solo en un apartamento alquilado, tenía muy mala calidad de vida, poseía poca fuerza para desenvolverse en su silla de rueda, acusaba dificultad respiratoria permanentemente y tenía las piernas hinchadas. Tomaba varios medicamentos para el corazón y estaba siendo observado y vigilado con controles cada 6 meses para ver si calificaba para incluirlo en una lista de espera para Trasplante Cardiaco.

Pablo padecía de una enfermedad genética y hereditaria llamada *"Distrofia Muscular de Becker"* que le comenzó a debilitar las piernas desde los 20 años de edad hasta llevarlo a una silla de rueda a los 40 años. A los 30 años la enfermedad le afectó el corazón causando un crecimiento anormal del mismo (cardiomegalia) con pérdida progresiva de su fuerza (insuficiencia cardiaca).

En Marzo 2015 había sufrido un empeoramiento de su corazón y sus pulmones se llenaron de líquido, un cuadro clínico muy delicado llamado *"Edema Agudo de Pulmón"*, que ameritó internación por una semana en cuidados intensivos y posteriormente hospitalización por 35 días. Debido a una arritmia peligrosa que presentó fue necesario que le colocaran en el tórax un dispositivo llamado *"Desfibrilador Automático Implantable"* (DAI).

Después de egresar del hospital le dieron un informe médico con los diagnósticos definitivos de su condición médica, que eran los siguientes :

.-Miocardiopatia dilatada grado IV por Distrofia Muscular de Becker

.-Insuficiencia Cardiaca Congestiva (ICC) clase III

.-Arritmia Cardiaca Severa controlada con DAI

.-Eventual candidato para trasplante del corazón

La indicación médica que le dieron fue que tomara medicación a base de *diuréticos (Furosemida y Aldctone)* para evitar la retención de líquidos y un *vasodilatador (Losartan)* para mantener la presión arterial baja y facilitar el trabajo del corazón. También le dijeron que debía acudir al control médico cardiológico cada 6 meses parar realizarle pruebas y vigilar su evolución.

En Septiembre del 2015 Pablo, buscando una segunda opinión, hizo su primera visita a mi despacho y traía consigo los resultados del último ultrasonido que le habían realizado en el corazón en Junio 2015 y cuyos resultados eran los siguientes :

Ecocardiograma Junio 2015 :

- Aurícula izquierda : 40mm (máximo 35mm)

- Ventrículo izquierdo : Diástole 68mm (máximo 46mm)

- Ventrículo izquierdo : Sístole 60mm (máximo 40mm)

- Fracción de Eyección : 24% (normal 60% a 70%)

- Válvula Mitran : dilatada e insuficiente grado III

- Diagnóstico : Miocardiopatía dilatada severa, ICC grado IV Insuficiencia Mitral grado III

En su primera visita a mi despacho le pregunté a Pablo lo que él pensaba de su enfermedad y cuáles eran sus dudas, y me dijo que tenía tres inquietudes principales, que eran :

1-¿Estoy condenado a vivir con dificultad respiratoria, taquicardia y los pies hinchados hasta que muera?

2-¿Mi única esperanza de sobrevida es un Trasplante Cardiaco??

3-¿Existe alguna otra "alternativa" menos invasiva y más esperanzadora para mí???

Pablo vivía con temores e incertidumbre sobre su futuro porque sus médicos le habían dicho que tenía un corazón como el de un anciano de 90 años y que su pronóstico era *reservado*. A pesar de todo, él tenía la esperanza de que podría existir una *solución* para su corazón, distinta a la que le planteaban los médicos que lo trataban.

Esa creencia estaba fundamentada en un libro que estaba leyendo, (*Cómo logré subir mi Fracción de Eyección de 20% hasta un 60%, de Alejandro Cienfuegos*) donde el autor relataba su propia historia, muy parecida a la de él, con un corazón muy agrandado y en lista de espera para trasplante, sin embargo, siguiendo tratamientos médicos no convencionales a base de nutrientes y suplementos especiales, había logrado salvarse de ese destino, y recuperó milagrosamente su corazón para poder llevar una vida con calidad.

También le pregunté a Pablo cuáles eran sus expectativas y que esperaba alcanzar sometiéndose a un tratamiento médico integrativo, que respetara su medicación normal y que le diera un apoyo nutricional y de suplementos para su corazón. Me dijo que él tenía una serie de preguntas que le daban vuelta a su mente constantemente, en especial después de haber leído el libro mencionado. Esas preguntas eran :

- Es posible Sanar el corazón ???
- Es posible reducir el tamaño del corazón ??
- Es posible subir la "*fuerza*" del corazón ???
- Existen tratamientos naturales que puedan hacerlo ??
- Se puede evitar un trasplante cardiaco ???
- Si esta persona lo logró; también pudiera lograrlo yo ???

¿Qué opina la Medicina Convencional?

Las enfermedades del músculo del corazón se engloban dentro del término *miocardiopatía*. Entre ellas, la más frecuente es la *miocardiopatía dilatada*, que se caracteriza por una dilatación y disfunción de la mitad izquierda (ventrículo) del corazón, de la derecha o de ambas. La prevalencia de la *miocardiopatía dilatada* en adultos es de 1 por cada 500 individuos y dentro de las causas se encuentran las genéticas o hereditaria (20 a 48%), las infecciones (virus y parásitos) y las tóxicas (alcohol y cocaína).

La causa del trastorno del corazón de Pablo es de tipo genética, debida a una enfermedad llamada *Distrofia Muscular de Becker,* una enfermedad muscular hereditaria causadas por cambios en el gen que controla la síntesis de **distrofina,** una proteína esencial para la función normal de los músculos. Los pacientes con esta enfermedad presentan atrofia muscular y debilidad.

En el corazón, la falta de distrofina causa daño muscular y formación de tejido cicatrizal, que posteriormente provoca insuficiencia cardíaca. Con el tiempo, las cavidades del corazón se agrandan, lo que se conoce como *miocardiopatía dilatada*. Esta complicación grave puede ser mortal.

A pesar del efecto beneficioso demostrado en los últimos ensayos clínicos, (CONSENSUS, RALES, SOLVD, CIBIS, MERIT-HF) el pronóstico de la "insuficiencia cardiaca crónica" (ICC) en la comunidad general todavía no ha mejorado sustancialmente.

La *miocardiopatia dilatada* en su forma de insuficiencia cardiaca crónica severa puede alcanzar una alta mortalidad, de hasta 50% a los 2 años de hecho el diagnóstico.

En la actualidad ***no existe curación*** para la miocardiopatía dilatada, pero el tratamiento con medicamentos ayuda a controlar los síntomas y reduce el riesgo de que la enfermedad empeore o aparezcan nuevos síntomas.

Algunas personas pueden necesitar la implantación de un marcapasos o un *DAI* (desfibrilador automático implantable). En algunos casos puede considerarse la opción de un trasplante de corazón. El trasplante cardíaco ofrece probablemente, hoy día, la mejor sobrevida a sujetos con ICC severa por *miocardiopatia dilatada.*

Lamentablemente, la escasez de donantes no ha permitido su aumento por encima de unos 5.000 procedimientos por año, de los cuales unos 2.400 se realizan en los Estados Unido. En un futuro, la terapia *genética* y el uso de *células madre* puede tener un papel importante, como queda apuntado por las líneas de investigación abiertas actualmente en este sentido.

¿Qué opina la Medicina no Convencional?

La investigación del **Doctor Dean Ornish (1991)** demostró que las enfermedades cardíacas se pueden revertir con una dieta que incluya predominantemente alimentos de origen vegetal como cereales integrales, frutas, verduras, legumbres, productos de soja, con la opción de lácteos sin grasa y claras de huevo.

Basándose en décadas de investigación, el **Dr. Caldwell Esselstyn** nos enseña a prevenir y revertir la cardiopatía, incluso en los casos de pacientes afectados durante años.

Su idea sobre los *poderes curativos* de una nutrición adecuada en casos de cardiopatía ha demostrado ser cierta. El *Dr. Esselstyn* ha dirigido una investigación pionera, (2010) y ha demostrado que la progresión de la cardiopatía, incluso severa, puede revertirse mediante la introducción de cambios exhaustivos en la dieta y la forma de vida.

Dr. Mathias Rath, 1995 : Nuestra investigación en el área de las *enfermedades cardiovasculares* se centra en los efectos beneficiosos para la salud de las vitaminas y los nutrientes esenciales en varios aspectos de la enfermedad cardiovascular, su inicio y progresión gradual.

La mayoría de los nutrientes celulares vitales esenciales para la vida no los puede producir nuestro organismo o tan solo lo hace en cantidades insuficientes. Para abastecer nuestro organismo de vitaminas y otros micronutrientes celulares es necesaria una alimentación equilibrada y variada. Una suplementación nutricional con vitaminas y otros micronutrientes celulares contribuye a fortalecer el metabolismo celular.

El Programa de nutrientes celulares vitales del Dr. Rath ofrece sinergias de nutrientes celulares para el suministro diario, en una variedad selecta de vitaminas, minerales, oligoelementos y otros elementos nutricionales que están combinados para reforzar determinados procesos metabólicos y recuperar la salud del corazón.

¿Cuál fue el tratamiento seguido por Pablo?

Desde Septiembre 2015 y por los siguientes cuatro años, Pablo siguió un esquema de *Alimentación Cardiosaludable* basado en los principios establecidos por el programa del *Dr. Dean Ornich,* que consistió en :

1.-Alimentos a evitar :

a.-Grasas Trans

• Incrementan la oxidación de las LDL, la inflamación, la disfunción del endotelio y la aterogénesis

- Especialmente las frituras, las comidas rápidas y las grasas hidrogenadas

b.-Carnes Procesadas o Embutidos

- Incrementan el riesgo de infarto en un 40%

c.-Leches y Lácteos

- Aportan sodio, proteína animal y grasa saturada
- Contribuyen al desarrollo de aterosclerosis

d.-Sal y azúcar refinadas

- El azúcar inflama las arterias y favorece su endurecimiento
- El exceso de cloruro de sodio incrementa la presión arterial

e.-Bebidas Estimulantes

- Café, mate, refrescos gaseosos.
- Incrementan el riesgo de arritmias e infarto

f.-Bebidas alcohólicas:

- El alcohol daña el miocardio y genera arritmias cardiacas
- La *Miocardiopatía Alcohólica* es común entre los bebedores habituales

2.-Alimentos Recomendados

a.-Frutas Variadas

- Ricas en vitaminas, minerales y fitoquímicos
- Su potencial antioxidante reduce el riesgo de infarto

b.-Vegetales y Hortalizas

• Su riqueza en vitaminas y minerales ayuda a prevenir la aterosclerosis

• Su aporte de potasio y magnesio ejercen un efecto regulador de la presión arterial

c.-Legumbres

• Aportan potasio, fibra y complejo B
• Ayudan a regular la presión arterial y evitar la hipertensión

d.-Cereales Integrales

• Aportan fibra, complejo B y selenio
  • Su efecto es cardio nutritivo y cardioprotector

e.-Frutos Secos

• Aportan vitamina E y antioxidantes
• Aportan ácidos grasos insaturados

f.-Aceites Vegetales Extra virgen

• Aportan ácidos grasos omega 3-6-9
• Reducen los niveles de fibrinógeno
• Previenen la enfermedad coronaria

Además de un plan de *alimentación cardiosaludable,* Pablo también siguió un plan de *suplementación cardiosaludable* siguiendo los principios planteados por el *Dr. Mathías Rath.* Se le indicaron los suplementos siguientes:

Magnesio (Mg) y Potasio (K)

.-La deficiencia de Mg y K genera un ambiente proinflamatorio, protrombótico y proaterogénico que lleva a disfunción endotelial

.-El Mg incrementa la energía del corazón, dilata las coronarias, reduce la resistencia vascular periférica, inhibe la agregación plaquetaria y la coagulación.

.-El Mg reduce el tamaño de un infarto, mejora la frecuencia cardíaca y disminuye la incidencia de arritmias cardíacas.

.-Los suplementos de Mg y K son eficaces frente a la angina de pecho, las arritmias cardíacas, la ICC y la hipertensión arterial.

Selenio

.-Niveles bajos de selenio se asocian a mayor riesgo de aterosclerosis

.-Ejerce una actividad anti-aterogénica debido a su efecto antioxidante

.-Actúa como cofactor de la enzima glutation peroxidasa la cual reduce la formación de peróxido de hidrógeno y la peroxidación lipídica.

Niacina (B3)

.-Disminuye las LDL en 16-23%, la LP(a) en 35%, sube HDL en 20-33%

.-Reduce triglicéridos, PCR y fibrinógeno

.-Es el único hipolipemiante natural que ha demostrado reducción de la mortalidad

.-Sus efectos son duraderos y da resultados globales mejores que las estatinas

Piridoxina (B6), Cobalamina (B12), Ácido Fólico (B9)

.-La deficiencia de B6, B9, B12 produce un aumento de homocisteína en sangre

.-La homocisteína tiene propiedades aterogénicas, protrombóticas y procoagulantes

.-B6; 100mg/día. B12; 5000 mcg/día. Folato; 1mg/día previenen y normaliza los niveles de homocisteína en sangre.

Vitamina.C

.-Actúa junto con enzimas antioxidantes : SOD, Catalasa, Glutatión peroxidasa

.-Refuerza colágeno arterial, reduce CT, LP(a), la PA, los marcadores de inflamación y la agregación plaquetaria, sube las HDL y potencia la fibrinolisis.

.-Evita la oxidación de las LDL, reduce el riesgo de IM y ACV

.-Disminuye el cociente de mortalidad estandarizado hasta un 48% que equivale a un incremento de la longevidad de 5-7años en hombres y 1-3años en mujeres.

L-Taurina

.-Regula la excitabilidad celular del tejido cardíaco

.-Economiza la pérdida de potasio en el músculo cardíaco

.-Regula el control osmótico del calcio y del potasio en el corazón

.-Ayuda a controlar los niveles de colesterol en sangre mejorando su eliminación

.-Antioxidante, anti-aterogénica, hipolipemiante, hipotensiva.

L-Carnitina

.-Mejora el metabolismo lipídico en el corazón

.-Reduce los niveles de colesterol total y triglicéridos

.-Previene el desarrollo de la enfermedad coronaria y la angina de pecho

.-Previene la aparición de arritmias cardíacas

¿Cómo evolucionó Pablo con este tratamiento?

Los controles médicos fueron rigurosos cada 3 meses y ambos pudimos constatar una mejora progresiva de todos los síntomas clínicos y lo más sorprendente es que su corazón se fue *reduciendo* de tamaño en forma significativa.

La disfunción de la válvula Mitral también ha mejorado sustancialmente. Y la Fracción de Eyección o Fuerza del Corazón ha subido hasta un 49% en 4 años de tratamiento.

El resultado del último ultrasonido del corazón que nos trajo Pablo, mostraba los valores siguientes.

Ecocardiograma Abril 2019 :

- Aurícula izquierda : 35 mm

- Ventrículo Izquierdo : Diástole 57 mm

- Ventrículo izquierdo : Sístole 51 mm

- Fracción de Eyección : 49%

- Mitral : buena apertura e insuficiencia mínima

- Diagnóstico : Miocardiopatia dilatada ligera, ICC grado I e Insuficiencia Mitral grado I

Conclusiones

1.-Esta historia Ilustra con detalles bien documentados que la capacidad de respuesta del organismo humano es sencillamente *sorprendente* cuando se le suministran los recursos necesarios y adecuados.

2.-Las *verdades* de la Medicina Convencional están limitadas por los procedimientos y técnicas propios de esta Medicina, pero en ningún momento reflejan el 100% de la realidad.

3.-La combinación de una *Alimentación y Suplementación Cardiosaludables* rigurosamente cumplida por parte del paciente y oportunamente controlada y monitorizada por el médico, es capaz de lograr resultados sorprendentes como el que obtuvo nuestro paciente.

4.-Se logró *Revertir* una condición de *Insuficiencia Cardiaca Izquierda Severa* a una nueva condición de *Insuficiencia Cardiaca Izquierda Ligera.*

5.-Los resultados obtenidos fueron evidenciados, tanto en la evolución clínica del paciente, que logró mejorar significativamente su nivel y calidad de vida en 4 años de tratamiento, como en las Radiografías de Tórax y Ecocardiograma.

Ambos registraron la reducción de los diámetros de las cavidades del corazón y el aumento de la *Fracción de Eyección,* que pasó de un 24% en Mayo 2015 a 49% en Abril 2019

6.-No existe ninguna publicación médica convencional que demuestre resultados similares a los obtenidos en este caso, siguiendo tratamientos farmacológicos estándares para este tipo de patología.

7.-Basado en esta experiencia, es altamente recomendable que todos los pacientes que padecen de una patología cardiovascular sean incorporados en un régimen complementario de *Alimentación y Suplementación Cardiosaludable* siguiendo las pautas establecidas por los Doctores Dean Ornish y Mathias Rath, ya que sus trabajos están ampliamente respaldados científicamente.

Discusión

Cuando una persona que sufre de una *Distrofia Muscular* se le daña el corazón, tornándose progresivamente grande (*cardiomegalia*) y débil (*insuficiencia cardíaca*), con una pérdida progresiva de su fuerza, (*fracción de Eyección menor del 70%*), acude al Servicio de Cardiología, público o privado, en busca de una solución a este problema. El paciente es sometido a pruebas especiales (Ecografía, Holter, Resonancia magnética) para determinar la magnitud del daño del corazón, establecer el grado de cardiomegalia e insuficiencia en una escala de I a IV, para luego determinar el tratamiento más adecuado para lograr alcanzar los objetivos ideales, que en estos casos son :

a.-Controlar los síntomas como tos, dificultad respiratoria, retención de líquido en los pulmones y las extremidades inferiores, palpitaciones, taquicardia o cualquier otro tipo de arritmia.

b.-Evitar las complicaciones como el colapso del corazón que lleva a *Edema agudo pulmonar* o pérdida brusca del conocimiento debido al *Síncope,* dos situaciones que suelen amenazar la vida del paciente.

c.-Determinar si el paciente reúne criterios para la colocación de un *marcapaso (PM)* o un *desfibrilador automático implantable (DAI),* para evitar la muerte súbita debido a la presencia de arritmias malignas.

d.-Tratar de prolongar la vida en una patología (miocardiopatia dilatada) que aún en la actualidad tiene muy mal pronóstico, con una mortalidad del 50% en los primeros 2 años después de hecho el diagnóstico.

e.-En el mejor de los casos, si no es posible controlar los síntomas y las complicaciones, debido a la progresión de la enfermedad, determinar si el paciente califica para un eventual *Trasplante Cardiaco* como una solución final en la búsqueda de preservar la vida.

Para la Medicina Convencional, la *Miocardiopatía Dilatada* es una enfermedad *incurable* que progresa hacia complicaciones frecuentes y con una alta mortalidad a corto plazo, y solamente el trasplante cardíaco, ofrece una esperanza. Estas son *verdades férreas* para la Medicina Convencional y los médicos cardiólogos que tratan a este tipo de pacientes nunca se plantean la posibilidad de que existan otras soluciones diferentes a la establecidas por las Instituciones cardiológicas de renombre mundial como son la *Asociación Americana del Corazón (AHA),* el *Colegio Americano del Corazón* (ACC) y el *Instituto Europeo del Corazón* (IEC).

Los pacientes que sufren de esta condición médica se quejan de que sus médicos tratantes no les dedican tiempo en las consultas de control (10 a 20 minutos), se limitan a realizarles las pruebas requeridas (ecografía, holter etc.), no les ofrecen ninguna explicación ni les comentan nada sobre el estado de la enfermedad, su evolución y pronóstico, se molestan si se les hace alguna pregunta y los pacientes en general sienten que para sus médicos son *casos perdidos* en los cuales no vale la pena perder tiempo y esfuerzo, limitándose a lo mínimo establecido, los medicamentos de rigor, las pruebas especiales y luego darles cita para seis meses o un año.

Hipócrates, el padre de la medicina occidental, señala en su juramento hipocrático que : *la labor fundamental y primaria del médico es preservar la vida siempre que sea posible".* El manual de los Derechos Internacionales de los pacientes y todos los textos oficiales sobre el Código de Ética y Deontología Médica que son editados y defendidos por todos los Colegios y Federaciones Médicas occidentales señalan que :

"Todo paciente tiene derecho a recibir el mejor tratamiento médico científicamente comprobado para mejorar sus síntomas y eventualmente, sanar su enfermedad; y el médico está en la obligación de mantenerse lo más actualizado posible para poder asegurar el cumplimiento de este mandato a su paciente".

Los médicos e investigadores *Dean Ornish* y *Mathias Rath*, son profesionales que estudiaron y se graduaron en universidades reconocidas en sus países de origen, recibieron el título médico que les brindaba la facultad de ejercer la medicina, están inscritos en los Colegios Médicos requeridos y cumplen con todas las normas nacionales e internacionales para ejercer su profesión. Ambos incursionaron en la *investigación médica* en el campo de la cardiología.

El Dr. Dean Ornish lo hizo relacionando la *alimentación saludable* con la recuperación de la enfermedad coronaria (1981), y el Dr. Mathias Rath lo hizo relacionando la *suplementación nutricional* con la recuperación de la enfermedad coronaria, la hipertensión arterial y otras enfermedades cardiovasculares (1995). Ambos médicos presentaron los resultados de sus investigaciones en los congresos médicos mundiales organizados por la *Asociación Americana del Corazón, El Colegio Americano del Corazón, La Asociación de Medicina*

Preventiva y la Asociación de Medicina Orto molecular, además, han publicado artículos en las revistas médicas científicas de orden mundial y han escrito libros donde han expuesto sus experiencias, estudios y resultados.

Resulta oportuno preguntarse entonces :

¿Por qué motivo la mayoría de los médicos occidentales en general, y los cardiólogos en particular, desconocen los trabajos de estos dos eminentes y reconocidos médicos e investigadores?

Ambos han dedicado su vida, esfuerzos, sacrificios y recursos para trabajar y demostrar científicamente que sí es posible ayudar a los pacientes afectados de una enfermedad cardiovascular a recuperarse e incluso *sanarse,* sin necesidad de usar drogas ni cirugía, y aplicando solamente una *alimentación y suplementación cardiosaludable* siguiendo las pautas establecidas por sus investigaciones.

También es oportuno preguntarse :

¿Por qué motivo los médicos que sí conocen los trabajos de estos investigadores no aplican sus recomendaciones y tratamientos para beneficiar a sus pacientes, a pesar de que esas investigaciones fueron hechas siguiendo todas las normas de carácter científico y han sido aceptadas por la comunidad médica mundial de todos los países?

Para nadie es un secreto que la industria química farmacéutica controla mediante acuerdos económicos y financieros a la mayoría, sino todas, las instituciones y asociaciones médicas de renombre mundial, llegando incluso hasta las oficinas de la Organización Mundial de la Salud, ejerciendo una influencia peligrosamente importante en la dirección y política de todas esas instituciones.

Considerando esta terrible pero cruda verdad, no resulta entonces extraño que la mayoría de los médicos y cardiólogos del mundo desconozcan o desprecien las verdades demostradas por otros médicos investigadores que han basado sus trabajos en temas naturales o no farmacológicos, simplemente porque esas investigaciones no están alineadas con los intereses económicos de la poderosa industria químico farmacéutica.

Por otro lado, la mayoría de los médicos convencionales que trabajan y luchan en clínicas y hospitales oficiales están prácticamente *hipnotizados* por la industria químico farmacéutica.

Esta industria, usando un discurso y una dialéctica excesivamente materialista y cartesiana, astutamente disfrazada como científica, les ha hecho creer que ellos y solo ellos son los portadores de la única verdad, a la cual los médicos deben apegarse y defender *ciegamente*, rechazando todo aquello que no proceda de sus cuarteles, y todo ello respaldado por la Organización Mundial de la Salud.

Capítulo 2
Las Manchas rojas de Ruth

Ruth es una maestra de escuela de 57 años de edad quien comenzó a sufrir en Enero 2017 de un trastorno en la piel. De forma repentina le comenzaban a salir unas manchas rojas en diferentes partes del cuerpo, eran dolorosas, ardían y quemaban, tenían diferentes tamaños y formas, algunas confluyentes y con diferentes tonalidades. Las manchas duraban de tres a cinco días y desaparecían espontáneamente.

Los episodios ocurrían cada dos a tres semanas y al principio solo le salieron en los brazos, después los episodios se hicieron más frecuentes y extensos, abarcando las piernas, el tronco y finalmente el rostro. La situación llegó al punto de tener que guardar reposo en casa los días que tenía las manchas, debido a que eran muy molestas y además porque le daban una apariencia muy desagradable y como ella trabajaba con niños no podía hacerlo en esas condiciones.

Desde el primer episodio Ruth acudió a su médico de atención primaria quién lo interpretó como una alergia y ensayó varios tratamientos con medicación antialérgica, que resultaron infructuosos y no resolvieron el problema. En Marzo 2017 Ruth fue referida a Dermatología, recibió un par de tratamientos a base de cremas, lociones corporales y otros antialérgicos, que tampoco resultaron efectivos.

Cuando el médico dermatólogo vio a la paciente con las lesiones, concluyó que se trataba de un *Eritema Multiforme* y le dijo que debía someterla a un tratamiento a base de "cortisona, una inyección intramuscular cada 3 semanas.

Debido a que Ruth estaba desesperada, aceptó el tratamiento a base de cortisona y el resultado de la primera inyección fue fabuloso, ya que las manchas desaparecieron en un plazo de 8 a 10 horas.

Después de haber recibido 4 dosis sucesivas de cortisona, cuyo efecto duraba sólo unas tres semanas, al cabo de las cuales reaparecían las manchas, Ruth notó que había ganado 10 kg, que la presión arterial se le subió a valores que requirieron medicación y ahora se le estaba subiendo la glucosa en la sangre con riesgo de volverse diabética, todo causado por la cortisona. Debido a ello, Ruth le preguntó a su médico dermatólogo que por cuanto tiempo sería el tratamiento con la cortisona, y su médico le respondió :

" bueno, tienes que tomar una decisión, o sigues con la cortisona para mantenerte libre del *Eritema Multiforme*, a pesar de los efectos secundarios, que en cualquier caso podremos controlar con otros medicamentos, o suspendes la cortisona y regresas a tus crisis frecuentes de *Eritema Multiforme*".

Ruth me visitó el 01/07/2017 y manifestó que se encontraba en una trampa médica, porque si seguía aplicándose la inyección de cortisona, para mejorar del brote de *Eritema Multiforme,* tenía que soportar los molestos y peligrosos efectos secundarios que le causaba esta medicación. Y si no se aplicaba la cortisona, tendría que soportar los brotes de *Eritema Multiforme* que también son muy desagradables y limitantes. Una vez que expuso su disyuntiva y su angustia, hizo las siguientes dos preguntas :

*-¿Hay alguna solución para esta encrucijada?

*-Existe una solución para el brote de Eritema Multiforme que no sea la inyección de cortisona?

¿Qué opina la Medicina Convencional?

El Eritema Multiforme es una reacción poco común, aguda, de piel y mucosa. Es una reacción de hipersensibilidad, caracterizada por erupciones en piel en forma de diana, constituidas por zonas concéntricas de diferente coloración, y lesiones ulcerosas o en forma de vesículas o ampollosas en mucosa, como la boca o la nariz. Son lesiones agudas, autolimitantes, que se resuelven en 3-4 semanas, muy dolorosas y que alteran bastante el estado general del paciente.

Se ha informado que muchos factores etiológicos sospechosos causan este trastorno de la piel, siendo los más comunes, la lista siguiente de esos factores:

*-Infecciones bacterianas : estreptococo, legionela, neisseria, Mycobacteria (lepra y tuberculosis), salmonela, etc.

*-Hongos : Coccidioides immitis

*-Parásitos : toxoplasma y Tricomonas

*-Medicamentos : antibióticos (penicilina y sulfamidas), aspirina, anticonvulsivos (fenobarbital y fenitoína)

*- Factores físicos: radioterapia, frío, luz solar.

*-Otras enfermedades : vasculitis, linfoma de Hodgkin, leucemia, mieloma múltiple, policitemia.

El Eritema Multiforme se resuelve espontáneamente, la mayoría de las veces, de manera que el tratamiento suele ser innecesario. Los corticosteroides y los anestésicos tópicos y los antihistamínicos orales pueden mejorar los síntomas y tranquilizar a los pacientes.

Las recurrencias son frecuentes, y puede indicarse el tratamiento de mantenimiento empírico con fármacos anti herpéticos como aciclovir 400 mg por vía oral cada 12 h, famciclovir 250 mg por vía oral cada 12 h o valaciclovir 1.000 mg por vía oral cada 24 h si los síntomas recurren más de 5 veces por año y se sospecha una asociación con el virus del herpes simplex o si el eritema multiforme recurrente está siempre precedido por brotes de infección herpética.

¿Qué opina la Medicina no Convencional?

La piel expresa muchas veces lo que sucede en el interior del cuerpo. Hablar de una conexión piel intestino puede parecer a primera vista algo sorprendente. Sin embargo el enfoque *integrativo* de la medicina propone ir más allá de las especialidades concretas que abordan la enfermedad desde un único órgano para establecer una conexión interdisciplinaria.

Que tenemos picores, granos, dermatitis o psoriasis, muchas veces la explicación de todos esos fenómenos se encuentra más allá de la propia piel, y el intestino tiene mucho que decir en este tema. Examinemos un poco la cuestión:

El intestino fue considerado durante muchos años de una forma mecánica . Un simple "tubo" por donde pasaba la comida antes de ser excretada. Pero durante el siglo XX aparecieron muchas líneas de investigación y se descubrieron muchas y asombrosas funciones. Para redondear el concepto podemos decir que en el intestino hay cuatro actores importantes:

- Las células que recubren el tubo intestinal : la mucosa
- Las bacterias intestinales: la flora o Microbiota
- El Sistema inmunitario intestinal
- El Sistema nervioso Entérico

*La **Mucosa**,* forma una serie innumerable de pliegues que se llaman *vellosidades,* hace esto para aumentar la superficie de absorción en un espacio más reducido. Sin embargo, si estiráramos todas esas vellosidades sería igual a la superficie de un campo de tenis! (300 metros cuadrados). Y por qué es tan importante que haya tan gran superficie? Para una mejor absorción de los nutrientes que le llegan con los alimentos. En el intestino delgado esto tiene una importancia crucial, tanto que el espesor de la mucosa queda restringido a una sola capa de células. Cada célula intestinal se dispone pegada a la siguiente por una especie de "pegamento" , con la finalidad que los nutrientes no se "cuelen" por las rendijas sino que atraviesen la célula de arriba hasta abajo.

Y esto es así porque cada célula es una pequeña fábrica, que va procesando los alimentos para liberarlos a la circulación en la forma apropiada. De manera que cuando el pegamento está estropeado, los nutrientes no procesados se *cuelan* en la circulación, ocasionando problemas a distancia: dolores articulares, dolores de cabeza, problemas cutáneos. Es lo que se llama *síndrome del intestino permeable.*

*La **Microbiota,*** se llaman así a las bacterias que viven en el intestino. Tenemos 10 veces más bacterias que células, y de hecho pueden suponer hasta 2 kg del peso total de un adulto y constituyen el 50% de las heces. Esta microbiota está en constante estudio y revisión, descubriéndose continuamente nuevas funciones dentro del cuerpo humano. Existen más de 500 especies diferentes de bacterias, de las cuales predominan 30 a 40 especies.

Cuando la proporción de bacterias intestinales se altera y desequilibra aparece una *disbiosis*, que produce muchas molestias digestivas como hinchazón, gases, estreñimiento o diarrea.

*El **Sistema Inmunitario Intestinal**.* Aunque no sea un hecho muy conocido, lo cierto es que el intestino es responsable del *60 al 70%* de nuestras células inmunitarias. Allí existen distintas estructuras inmunes especializadas con la única misión de proteger al cuerpo. Es lógico, ya que a través del tubo digestivo penetran muchas sustancias que el sistema inmune debe vigilar constantemente. Cuando está desequilibrado pueden aparecer muchas enfermedades: alergias, infecciones a repetición por defensas bajas, enfermedades autoinmune, etc.

*El **Sistema nervioso Entérico,*** conocido como el segundo cerebro, que tiene millones de neuronas y neurotransmisores, sustancias que actúan como mensajeros capaces de influir en el estado de ánimo y la salud. Entre los neurotransmisores encontramos la *dopamina, la serotonina y la histamina*. Muchos estados depresivos, de ansiedad e irritación pueden estar relacionados con el déficit o exceso de estos neurotransmisores. Por ejemplo: cuando una persona está estreñida fabrica menos serotonina y por lo tanto puede ser propensa a alteraciones emocionales. Es lo que se llama la conexión cerebro-intestino.

¿Y cuál es la relación de algunas enfermedades de piel con el intestino?

Las alteraciones de la mucosa, como el *síndrome del intestino permeable* antes mencionado, se pueden asociar con cuadros como el acné, la rosácea, la psoriasis o la dermatitis atópica.

De hecho, está bien documentado que algunos pacientes con psoriasis pueden ser celíacos o tener intolerancia al gluten, lo que causa el sufrimiento y la inflamación de la mucosa intestinal.

Las alteraciones de la *microbiota* pueden originar disbiosis por bacterias proteolíticas. Estas bacterias tienen el potencial de fabricar aminas biógenas, la más famosa de las cuales es la *histamina*, que en cantidades elevadas puede producir picores y erupciones o agravar cuadros como la dermatitis atópica, la psoriasis y la rosácea.

Las alteraciones del *sistema inmunitario intestinal* pueden agravar o inducir estados alérgicos, dermatitis atópica y enfermedades autoinmunes.

Las alteraciones del *segundo cerebro* explican muchos estados anímicos que pueden acompañar a algunas enfermedades de la piel: estados depresivos, irritabilidad, ansiedad, etc.

De allí que sea tan importante el *enfoque integrativo* y contemplar todos los síntomas del paciente, más allá de la piel, porque muchas veces responden a un mismo desequilibrio que hay que corregir. Cuando sea así, corregir los trastornos intestinales puede mejorar algunas enfermedades cutáneas y ciertos estados anímicos que las acompañan.

¿Cuál fue el tratamiento seguido por Ruth?

En la historia clínica de Ruth se detectaron algunos factores que pudieran tener relación con la aparición de los episodios de Eritema Multiforme que padecía desde hacía 6 meses.

Estos factores eran :

a.-Estreñimiento crónico asociado a dispepsia digestiva y algunas intolerancias alimentarias

b.-Estrés crónico con episodios de ansiedad frecuentes relacionados con su carga de trabajo c.-Consumo de cigarrillo, 1 caja/día (20 cigarros) desde hacía 15 años

d.-Consumo de 20 tazas de café y 12 copas de vino al mes.

e.-Consumo de golosinas, salsas, picantes, mariscos y bollería en exceso.

f.-Sedentarismo crónico y sobrepeso de 20 kg.

g.-Colesterol elevado (268), vitamina D3 baja (20), Transaminasa elevada (GGT; 107) y vitamina B12 baja (208).

Se le propuso a Ruth un esquema de tratamiento basado en un cambio de estilo de vida, desintoxicación, educación nutricional y suplementación específica para recuperar las carencias nutricionales observadas.

a.-Combinación correcta de los alimentos, aumentar el consumo de vegetales crudos, cereales integrales, frutas frescas de temporada y semillas variadas. Eliminación de salsas, picantes, golosinas, alcohol, café y bollería.

b.-Esquema de tratamiento para dejar de fumar, que resultó efectivo desde la primera semana. También se le recomendó un programa de Yoga y Pilates para regular el estrés.

c.-Se le indicó un plan de ejercicio sencillo, caminar 45 minutos diarios en horario vespertino

d.-Un plan de desintoxicación del hígado a base de vitaminas, aminoácidos y plantas medicinales específicas

e.-Corrección mediante el uso de suplementos naturales de sus valores de colesterol, vitamina D3 y vitamina B12.

¿Cómo evolucionó Ruth con este tratamiento?

Después de completar 3 meses con el régimen higiénico-dietético, suplementación vitamínica y plantas medicinales, los resultados obtenidos fueron los siguientes :

a.-Normalización de todos los parámetros de laboratorio alterados

b.-Reducción de 10 kg de peso

c.-Regulación del tránsito intestinal

d.-Desaparición de los episodios de *"Eritema Multiforme"* desde la segunda semana de iniciado el tratamiento.

Ruth se mantuvo libre de los brotes de Eritema Multiforme desde la segunda semana de iniciado el tratamiento integrativo y siguió sana por los próximos 28 meses. Su última consulta fue en Noviembre 2019, cuando fue dada de alta.

Conclusión

La piel es un órgano que forma parte del llamado *Sistema Tegumentario* que agrupa además a todas las membranas mucosas (digestiva, respiratoria y genitourinaria) y todas las membranas serosas (pleura, pericardio y peritoneo).

Todas las membranas mucosas y la piel se encuentran interrelacionadas a través del gran sistema linfoide que todas poseen conformando el llamado sistema MALT (tejido linfoide asociado de mucosas). Por lo tanto, no podemos ver a la piel como un órgano aislado del resto del cuerpo y cada vez que se encuentre enferma, con problemas de dermatitis, eccemas y otros trastornos, siempre debemos buscar la causa en el sistema MALT de mucosas.

Hay que tratar cualquiera de las mucosas que se encuentre alterada, ya que muchas veces las lesiones observadas en la piel, no son más que una manifestación a distancia de esa mucosa enferma, que casi siempre suele ser la *mucosa digestiva,* por ser la de mayor superficie y la más expuesta con el exterior al estar en contacto permanente con alimentos y bebidas.

En el caso de Ruth trabajamos con esta hipótesis, basada en este hecho anatómico y fisiológico, tratamos a sus sistema de mucosas GALT, de su sistema digestivo, con un plan higiénico-dietético, desintoxicación y uso de plantas medicinales y suplementos naturales, logrando un resultado altamente satisfactorio que le devolvió a la paciente la normalidad funcional de su piel y la liberó de la necesidad de usar la *cortisona* de forma indefinida. Se logro también, evitar la progresión de los efectos secundarios causados por esta medicación y que ya se estaban haciendo presentes en la paciente al momento de acudir a mi consulta.

Discusión

La Especialización de la medicina convencional plantea un ejercicio profesional que *fragmenta* al ser humano en muchas partes separadas y los médicos especialistas se encierran a tratar única y exclusivamente el órgano del cuerpo que es objeto de su especialidad, a tal punto, que pareciera que se olvidan que ese órgano no existe separado e independiente del resto del organismo, sino todo lo contrario, cada órgano del cuerpo humano se encuentra íntimamente relacionado con todos los demás órganos para formar un gran sistema que trabaja como un conjunto integrado para mantener la homeostasis corporal y el estado de salud.

Enfocar la práctica médica bajo el enfoque de la *super especialización* olvidando que somos un *todo indivisible,* conectado en un plano molecular, bioquímico, energético, funcional y anatómico, es un error de enfoque que conducirá a obtener resultados poco satisfactorios.

Si el organismo humano funciona de una forma integrada, similar a una *orquesta sinfónica* donde cada músico y cada instrumento aporta la magia de su sonido para hacer posible que la melodía resultante sea la melodía de la salud; de la misma forma debemos darle una respuesta sanadora integrada para mantener cada órgano funcionando en armonía en su interacción con todos los otros órganos, cuando la orquesta está desafinada o generando una melodía de enfermedad. Así como no es el sonido separado del piano, el violín o el bajo el que genera la melodía final de la orquesta, tampoco es el funcionamiento por separado de un corazón, riñón o hígado el que genera el estado de homeostasis y salud, sino la suma armónica de todos los órganos funcionando correctamente.

Si un dermatólogo se enfoca en tratar una enfermedad de la piel como si esa enfermedad fuera propiedad exclusiva de la piel, olvidándose de la relación fisiológica y bioquímica de la piel con el resto del cuerpo, jamás podrá llegar a la raíz del trastorno que se está reflejando en la piel, pero que no reside en ella.

En el caso que hemos presentado, el *Eritema Multiforme* que presentaba Ruth desde hacía 6 meses, no era una enfermedad exclusiva y separada de la piel, sino que era una manifestación a distancia de un trastorno funcional del intestino y del hígado, que estaban sobrecargados de toxinas y generando una congestión interna que llegó a afectar a la piel.

Por esa razón, ninguno de los tratamientos aplicados a la piel, dieron los resultados esperados y fue solamente cuando se restableció el funcionamiento homeostático del aparato digestivo y hepatobiliar, mediante un proceso de desintoxicación y alimentación balanceada, cuando se logró la mejoría completa del síntoma que reflejaba la piel como un *Eritema Multiforme*, y que se mantuvo a lo largo del tiempo como respuesta a los cambios saludables que asumió la paciente de forma responsable.

Cuando la paciente llevaba 4 meses recibiendo una dosis mensual de *cortisona* intramuscular, debido a que fue el único medicamento que le aliviaba los síntomas, sin causar una sanación completa, comenzaron a aparecer los síntomas secundarios de dicha medicación, y la paciente se preocupó al comprobar que su calidad de vida y salud entraron en una espiral de deterioro, al subir la presión arterial, la glicemia, ganar peso, etc y al manifestarle esta preocupación a su médico dermatólogo tratante, este, lejos de buscar una solución al problema que le estaba planteando su paciente, y del cual era responsable en gran medida, se limitó a decirle a la paciente :

"bueno tienes que tomar una decisión, o sigues con la cortisona para mantenerte libre del Eritema Multiforme, a pesar de los efectos secundarios, que en cualquier caso podremos controlar con otros medicamentos, o suspendes la cortisona y regresas a tus crisis frecuentes de Eritema Multiforme".

Surgen algunas preguntas que podemos hacernos para entender la *conducta* que tuvo este médico con la paciente :

*¿Por qué no la refirió a otro médico que pudiera aportar una solución distinta a la que él estaba ofreciéndole a la paciente y que la había colocado en una disyuntiva altamente apremiante ya que estaba presentando efectos secundarios delicados?

*¿Tal vez pensó el médico que si refería a la paciente a otro médico, estaba dejando saber que no fue capaz de resolver el problema de forma eficiente y eso podría poner en entredicho su prestigio?

*¿Acaso el médico tenía temor o negación en aceptar que no le estaba ofreciendo una solución satisfactoria a esta paciente y por el contrario le estaba causando otros males que ya angustiaban a la paciente?

*¿Por qué motivo un médico especialista escoge someter a su paciente a un mayor sufrimiento, manteniendo un medicamento que no solo no resuelve el problema de su enfermedad de forma definitiva, sino que además le causa otros males peores?

*¿Dónde quedaron aquellas promesas de *compromiso, compasión, comprensión y máxima efectividad científica,* que el médico debería ofrecerle a su paciente, siguiendo el mandato del código deontológico y ético que todo médico debería profesar?

Cuando un médico especialista se olvida del principio de *integración* bajo el cual funciona el cuerpo humano y practica su profesión de forma fragmentada, enfocándose en tratar órganos aislados, y además somete a su paciente a la tiranía del mal uso de la farmacología, pensando solamente en salvaguardar su prestigio y su posición endiosada frente al paciente y la sociedad; debemos reflexionar en los caminos que está tomando la medicina de hoy en día y en la crisis profunda que está sufriendo en sus entrañas que la lleva a violentar sus principios hipocráticos fundamentales.

No es aceptable, bajo ninguna circunstancia, que los médicos, sean de la filosofía que sean, ortodoxos, convencionales, complementarios, no convencionales, etc, sigan ejerciendo una medicina alejada y ajena a los principios básicos de la filosofía ancestral hipocrática y basada en evidencias científicas, ya que de continuar así, lejos de cumplir su papel benefactor para una humanidad dolida y que sufre, se estará poniendo del lado de los agentes sociales que causan daño al ser humano.

Capítulo 3
Teresa Sufre a la hora de comer

Teresa es una mujer de 46 años de edad con una larga historia de trastornos digestivos desde los 10 años de edad, habiendo sufrido de *Parasitosis intestinal, Hernia de Hiato, Helicobacter Pylori* y *Candidiasis Intestinal.* En los últimos 6 años ha tenido una salud digestiva muy mala, debido a que siempre sufre de gases, hinchazón abdominal, cólicos, pesadez digestiva, náuseas, reflujo ácido y además ha notado que muchos alimentos le caen mal, al punto de atormentarse cada vez que se sienta a la mesa a la hora de comer porque no sabe que alimento pudiera comer que no le genere los molestos síntomas que siempre tiene. Sus familiares y amigos la ven como la "rara" de la familia porque siempre se está quejando de los alimentos y de molestias digestivas, al punto de afectar su vida social, porque nadie quiere compartir las celebraciones y reuniones alrededor de la mesa con una persona que no puede comer casi nada.

Como si fuera poco, Teresa no solo sufre por su mala salud digestiva, sino también por otros problemas de salud, que ella cree firmemente que están relacionados con su pésima digestión, porque en el pasado, cuando su digestión era buena, ella no tenía esos problemas. Primero fueron las jaquecas, que se iniciaron a los 15 años de edad, luego las alergias respiratorias y asma, que aparecieron a los 25 años de edad y más recientemente, desde hace 3 años, padece de infecciones urinarias recurrentes, en número de 3 a 5 episodios por año.

Teresa ha hecho un verdadero *peregrinaje* por un sinfín de despachos médicos, y así, en su búsqueda de una solución para sus variados problemas de salud ha visitado a gastroenterólogos, neurólogos, alergólogos, neumólogos y urólogos, y a pesar de cumplir con toda clase de medicación, que esos médicos le han indicado en múltiples ocasiones, sus síntomas, lejos de mejorar, cada vez empeoran más, y por ese motivo, Teresa se siente defraudada, frustrada y con pocas esperanzas de encontrar una solución para sus problemas de salud.

Buscando una segunda opinión, Teresa me visitó en Mayo 2019 con los resultados de una gastroscopia y colonoscopia que le habían practicado hacía 6 meses, sin evidencia de ninguna enfermedad que explicara los síntomas digestivos que ella acusaba constantemente. El médico digestivo le dijo que ella padecía de *Colon Irritable* y que debía ser evaluada por un médico psiquiatra para resolver su problema. Recomendación que ella no siguió y en su lugar, se planteó buscar una solución distinta para ver si corría con mejor suerte.

¿Qué opina la Medicina Convencional?

El colon irritable, cuya denominación más exacta es *Síndrome del Intestino Irritable* (IBS), es un cuadro crónico y recidivante, caracterizado por la existencia de dolor abdominal y/o cambios en el ritmo intestinal (diarrea o estreñimiento). Se puede acompañar o no de una sensación de distensión abdominal, sin que se demuestre una alteración en la morfología o en el metabolismo intestinales, ni causas infecciosas que lo justifiquen.

Se desconoce la causa precisa del IBS, aunque se ha observado un conjunto de factores que parecen influir en su origen, siendo los más comunes los siguientes:

*-Infección intestinal : el IBS puede desencadenarse después de haber sufrido un episodio de gastroenteritis y suele estar asociado a un sobrecrecimiento bacteriano en el intestino delgado (SIBO).

*-Desequilibrio de la Microbiota : una modificación de las bacterias que viven normalmente en el colon (disbiosis) puede generar una serie de trastornos que terminan en un IBS.

*-Inflamación intestinal : se ha observado que las personas que padecen de IBS tienen una fuerte reactividad del sistema inmune intestinal con elevación de ciertos marcadores de inflamación presentes en las heces, como son la calprotectina y lactoferrina.

*-Alteraciones nerviosas : las personas con IBS suelen tener ciertos desajustes nerviosos que repercuten en su salud digestiva y por ese motivo, los síntomas intestinales son más comunes en épocas de estrés.

Los síntomas del colon irritable (IBS) suelen desencadenarse por ciertos factores que son comunes entre las personas que lo padecen, como son :

*-Alimentos : muchas personas tienen peores síntomas de IBS cuando comen o beben ciertos alimentos o bebidas, como trigo, productos lácteos, frutas cítricas, frijoles, repollo, leche y bebidas carbonatadas.

*-Hormonas : se ha observado que la mayoría de las mujeres que padecen de IBS suelen tener más síntomas en los días de la menstruación.

*-Trastornos del estado de ánimo : es muy frecuente que las personas que padecen de IBS sufran de ansiedad y depresión.

No existe una prueba para diagnosticar el IBS de forma definitiva. Es probable que su médico comience con un historial médico completo, un examen físico y pruebas para descartar otras afecciones. Si tiene diarrea, es probable que le hagan una prueba de intolerancia al gluten (enfermedad celíaca).

Una vez que se hayan descartado otras afecciones, es probable que su médico utilice los llamados *Criterios de Roma* que incluyen :

◇ Dolor y malestar que duran al menos un día a la semana en los últimos tres meses

◇ El dolor y el malestar abdominal suelen mejorar con la defecación

◇ La frecuencia de las defecaciones está alterada, puede alternar entre diarrea y estreñimiento

◇ La consistencia de las defecaciones ha cambiado y pueden contener moco

Es posible que el médico solicite varias pruebas para descartar otros posibles trastornos que estén relacionados con los síntomas. Esas pruebas pueden ser algunas o todas las siguientes :

*-Análisis de heces : para detectar bacterias o parásitos que puedan causar alguna infección intestinal

*-Gastroscopia : para investigar enfermedad celíaca o sobrecrecimiento bacteriano

*-Colonoscopia : para examinar toda la longitud del colon en busca de inflamación, tumores o divertículos.

El tratamiento del colon irritable se centra en aliviar los síntomas para que la persona pueda vivir lo más normalmente posible. Los signos y síntomas leves a menudo se pueden aliviar controlando el estrés y haciendo cambios en su dieta y estilo de vida. El médico suele aconsejar :

◇ Evite los alimentos que desencadenan sus síntomas
◇ Coma alimentos ricos en fibra y beber mucho líquido
◇ Hacer ejercicio regularmente
◇ Dormir lo suficiente

Aunque no existen medicamentos específicos para tratar el colon irritable, es común que el médico recomiende una combinación de fármacos para aliviar los síntomas, como por ejemplo :

◇ Laxantes : para luchar contra el estreñimiento

◇ Anti diarreicos : para controlar las temporadas de evacuaciones líquidas

◇ Anti espasmódicos : para calmar los cólicos, calambres o retortijones intestinales

◇ Anti depresivos : para las personas deprimidas con síntomas de colon irritable

◇ Antibióticos : en caso de que se demuestre la existencia de SIBO

¿Qué opina la Medicina no Convencional?

La *intolerancia alimentaria* es la dificultad que tiene el organismo para digerir ciertos alimentos, esto origina ciertas reacciones que surgen poco tiempo después de ingerirlos, los síntomas más comunes incluyen: exceso de gases, dolor o hinchazón abdominal, náuscas, y otros síntomas extradigestivos como alergias, migraña o dolores articulares y musculares. Los alimentos que tienen mayores probabilidades de provocar este tipo de síntomas incluyen leche, huevos, chocolate, pan, camarón y tomate, pero muchos otros pueden causar este tipo de signos, variando mucho de persona a persona. La intolerancia alimentaria afecta a cada persona de forma diferente y los alimentos que favorecen a una persona pueden ser perjudiciales para otra. Por ello, es necesario analizar cada caso mediante un estudio clínico personalizado.

Para comprobar que se trata de una *intolerancia ailmentaria* se deben realizar una serie de test específicos que permiten identificar cuáles son los alimentos y nutrientes que causan la intolerancia. Los test más conocidos son :

I.-Test de Intolerancia Alimentaria tipo IgG *(ALCAT):* La prueba se basa en una sencilla extracción de sangre, que sirve para determinar cómo reaccionan los anticuerpos del paciente ante determinadas sustancias proteicas presentes en los alimentos. Posteriormente, una interpretación de los resultados llevada a cabo por profesionales médicos, te ayuda a saber cuál es la dieta más adecuada para mantener tu salud digestiva en perfecto estado.

II.-Test del aire espirado o del aliento : Se recomienda como prueba de orientación diagnóstica ante la sospecha de malabsorción de los hidratos de carbono y/o sobrecrecimiento bacteriano principalmente. La prueba del aliento detecta los hidratos de carbono no absorbidos, por lo que podría considerarse como un indicador de la capacidad digestiva del intestino delgado. Actualmente esta prueba se aplica para detectar malabsorción e intolerancia a la lactosa, fructosa, glucosa y lactulosa. También se ha aplicado a las personas que son sensibles al sorbitol, un azúcar derivada del alcohol utilizado en el chicle, en productos dietéticos y como edulcorante en bollería sin azúcar.

La *disbiosis o disbacteriosis* intestinal es un término que denota un desequilibrio microbiano[1] o una mala adaptación dentro del cuerpo de una microbiota[2] deteriorada .

Por ejemplo, una parte de la microbiota humana[3] , como la de la piel , la intestinal o la vaginal, puede volverse trastornada, con especies[4] normalmente dominantes, disminuidas y especies[5] normalmente no dominantes, aumentadas.

---

1. https://en.wikipedia.org/wiki/Microbial

2. https://en.wikipedia.org/wiki/Microbiota

3. https://en.wikipedia.org/wiki/Human_microbiota

4. https://en.wikipedia.org/wiki/Species

5. https://en.wikipedia.org/wiki/Species

La disbiosis se informa más comúnmente como una condición en el tracto gastrointestinal[6], particularmente durante el sobrecrecimiento bacteriano del intestino delgado (SIBO) o sobrecrecimiento de hongos del intestino delgado (SIFO).

El deterioro o desequilibrio de la microbiota intestinal suele estar relacionado con una serie de factores propios del individuo o de su relación con el entorno, en ese sentido se han descrito los elementos siguientes :

*-Alimentación moderna : exceso de azúcarcs rápidos, exceso de proteínas y grasas con falta de fibra

*-Masticación insuficiente de los alimentos

*-Falta de enzimas digestivas

*-Infecciones gastrointestinales : gastroenteritis y parasitosis

*-Antibióticos, quimioterapia y radioterapia

*-Estrés crónico

Para diagnosticar la *disbiosis intestinal* es necesario realizar un test de estudio de la microbiota digestiva mediante el análisis especializado de una muestra de heces. En la actualidad existen dos modalidades de este tipo de test, la que se basa en la *Proteína C Reactiva,* que no es muy precisa y la que se basa en el estudio *Metagenómico,* que es mucho más acertada y segura. Desafortunadamente, este tipo de test no lo realizan los laboratorios hospitalarios o privados, tampoco lo cubren la mayoría de los seguros médicos, su costo suele ser elevado ($400) y la mayoría de los médicos convencionales lo desconocen o no le dan ninguna importancia;

Por todos estos motivos la disbiosis intestinal suele pasar desapercibida en la mayoría de los casos.

---

6. https://en.wikipedia.org/wiki/Gastrointestinal_tract

La *disbiosis intestinal* debe ser tratada para evitar las posibles complicaciones que puede acarrear en un futuro, no solo en el tracto digestivo, si no en el resto del cuerpo. Esas complicaciones son :

*-Desequilibrio hormonal: sabemos que ciertas bacterias fomentan un desequilibrio hormonal.

*-Las enfermedades autoinmunes muestran vínculos claros con el crecimiento excesivo de algunas bacterias.

*-Los dolores y molestias en las articulaciones pueden ser causados por intestinos permeables, que generalmente son consecuencia de algún tipo de desequilibrio en la microbiota gastrointestinal.

*-Las enfermedades neurológicas y psiquiátricas se remontan a problemas con nuestros microbios.

*-La resistencia a la pérdida de peso es a menudo una consecuencia del crecimiento excesivo de bacterias.

¿Cuál fue el Tratamiento y la evolución que siguió Teresa?

Teresa se realizó el test de intolerancia alimentaria (ALCAT) y el test del aire espirado, resultando positivo para malabsorción e intolerancia a *Lactosa* y *Sorbitol,* por tal motivo se le recomendó llevar una dieta libre de todos los alimentos que contienen esos azúcares. Como resultado de ello, en pocas semanas desaparecieron la mayoría de los síntomas digestivos que acusaba desde hace años.

Una vez establecido y comprobado el diagnóstico de *intolerancia alimentaria,* identificando los alimentos y los azúcares responsables de dicha intolerancia, el paso siguiente fue la realización de un *Estudio avanzado de la Salud Intestinal* para evaluar la *causa primaria* que estaba causando dicho problema.

Es decir, identificar el elemento específico de su ecosistema intestinal que estaba afectado y que era el responsable de las intolerancias alimentarias detectadas. El estudio avanzado de salud intestinal incluyó:

a.-Test de la "*Microbiota*" (Kybercompack pro) ; para investigar si había disbiosis intestinal

b.-Test de la "*Zonulina Fecal*" ; para investigar si había Intestino Permeable

c.-Test de la "*Calprotectina fecal*" ; para investigar si había inflamación Intestinal

d.-Test de la "*Elastasa Pancreática*" para investigar si había deficiencia de enzimas digestivas

e.-Test IgA anti gliadina y anti endomisio para evaluar enfermedad Celíaca

Los resultados de todas estas pruebas fueron los siguientes :

*Deficiencia leve de la "*Microbiota Inmunológica*" con disminución de las cepas de "*Enterococos*"

*Deficiencia Leve de la "*Microbiota Nutritiva*" con disminución de las cepas de "*Faecalibacterium*"

*Deficiencia Moderada de la "*Microbiota Protectora*" con disminución de las cepas de "*Lactobacilos*"

*Incremento importante de levaduras tipo "*Candida Albicans*"

Con este resultado se llegó al diagnóstico final de **Disbiosis y Candidiasis Intestinal,** y se consideró que esta es la consecuencia lógica de una larga historia de toma de medicamentos y el responsable de las intolerancias alimentarias que padecía Teresa desde hacía seis años.

Después de nueve meses de tratamiento a base una dieta libre de azúcares fermentativos, en especial lactosa y sorbitol, para reducir los síntomas de la intolerancia alimentaria, además de *Probióticos, Prebióticos, Acido Butírico* para restablecer y balancear la microbiota intestinal, eliminando la disbiosis encontrada, y de *Ácido Caprilico y Palo de Arco* para tratar la candidiasis intestinal, Teresa logro alcanzar una mejoría de todos sus síntomas digestivos y extra digestivos, mejorando con ello su calidad de vida de forma significativa.

Conclusión

En base a los datos aportados por esta paciente en su historia clínica, fue fácil considerar que muy probablemente tenía una alteración en su *Ecosistema Intestinal* como consecuencia de tantos trastornos digestivos sufridos a lo largo de su vida.

Como reflujo gastroesofágico, que ameritó medicación con Omeprazol, parasitosis intestinal, que ameritó fármacos antiparasitarios, Helicobacter Pylori, que ameritó antibióticos; además, todos los fármacos indicados para sus problemas de migraña, rinitis, asma bronquial e infecciones urinarias.

Ante la ingesta de tantos fármacos a lo largo de su vida, era de suponer que muy probablemente tendría una alteración de la *Microbiota* digestiva (Disbiosis Intestinal), la cual a su vez conllevó a una alteración de los procesos digestivos, causando malabsorción de nutrientes e intolerancias alimentarias, que de hecho ella acusaba hacía años. Como ha sido reportado en la literatura médica, las intolerancias alimentarias se manifiestan por síntomas digestivos, como todos los que tenía la paciente, pero también pueden cursar con síntomas extra digestivos o sistémicos. Muchos de los cuales también estaban presentes en este caso, como la migraña, las alergias respiratorias y las infecciones urinarias.

Es un caso claro de *Enfermedad de las Mucosas* debido a una afectación del *Sistema Linfoide Asociado de Mucosas (MALT)*.

La perturbación del tejido linfoide asociado de la mucosa digestiva (GALT), a causa de la disbiosis intestinal, se reflejó también en el tejido linfoide asociado de la mucosa respiratoria (BALT), en forma de rinitis y asma alérgica, y en el tejido linfoide asociado de la mucosa urinaria, que se expresó como una infección urinaria recurrente.

Al tratar la raíz de la perturbación original, el sistema GALT, corrigiendo la disbiosis intestinal, poco a poco todo el sistema linfoide de todas las mucosas fue retornando a la normalidad y en un plazo de nueve meses, la paciente había mejorado significativamente, tanto de los síntomas digestivos como los extra digestivos, mejorando con ello su calidad de vida.

Discusión

El caso de esta paciente es un ejemplo de los cientos de miles de pacientes, que al igual que ella, viven peregrinando por múltiples despachos médicos de diferentes especialidades, en busca de una solución para la cadena interminable de síntomas y problemas que sufren.

Al carecer del enfoque *integrativo,* cada especialista se limitaba a tratar el órgano perturbado por el que consultaba la paciente y así tenía tratamiento para la rinitis y el asma recomendados por el alergólogo, para la migraña , recomendado por el neurólogo, para la infección urinaria recurrente, recomendado por el urólogo, para el colon irritable, recomendado por el digestivo.

Como ninguno de esos médicos pudo entender lo que realmente pasaba con esta paciente, al no poder verla como un ente integrado, ninguno de esos tratamientos resultó satisfactorio, y por el contrario, fueron más perjudiciales, al profundizar el daño de la microbiota que tenía la paciente.

Al final, ante la impotencia de poder resolver su cadena de problemas de salud, su médico digestivo consideró que era un *caso psiquiátrico* y optó por referirla al psiquiatra.

El psiquiatra añadiría su coctel de *drogas psicotrópicas* a todos los tratamientos que ya recibía y seguramente, habrían contribuido en deteriorar aún más la calidad de vida de esta paciente.

Lo más triste que podemos destacar en todo este panorama de acontecimientos que nos trae esta paciente, es que ninguno de sus médicos especialistas tratante hubiese podido llegar a la conclusión lógica y real que explicaba la cadena de sucesos fisiopatológicos que se suscitaban en ella y descubrir los verdaderos actores causantes de sus males, debido a las razones siguientes :

a.-La mayoría de los médicos convencionales, sea de la especialidad que sea, incluyendo el gastroenterólogo, no creen en el fenómeno de las *intolerancias alimentarias,* descalifican y desprestigian los test para diagnosticarlas, incluso se burlan y se ríen de los pacientes que se someten a estos test, que para ellos no tienen ningún valor.

b.-Todo lo relacionado con la *Microbiota* corre la misma suerte, incluso hay médicos que ni siquiera saben qué significa la palabra *Microbiota*. Igualmente, el test para evaluarla (*Kiberkompack o Gutzoomer*), desconocido para la gran mayoría de los médicos convencionales, también es objeto de descalificación, burla y desprestigio.

c.-También se debe destacar que todos estos test tampoco están al alcance de los médicos y pacientes, porque no son realizados por los laboratorios de la mayoría de los hospitales públicos y privados, teniendo que recurrir a laboratorios *especiales* para poder realizarlos.

Finalmente, resulta interesante preguntarse :

a.-¿Por qué motivo ocurre este fenómeno en el seno de la mayoría de los hospitales y grupos de médicos ortodoxos, con estos temas relacionados con la microbiota, la intolerancia alimentaria y la disbiosis intestinal?

b.-¿Por qué motivo la mayoría de los laboratorios existentes en los hospitales públicos, y muchos de los privados, no poseen la tecnología para realizar todos los test relacionados con estas patologías, que por otro lado, no es de gran complejidad y de costo exageradamente elevado?

c.-¿Por qué motivo estos temas son censurados, desprestigiados y descalificados por la mayoría de los médicos y hospitales convencionales, cuando forman parte de las investigaciones científicas médicas de las últimas décadas, gozan de una prolífica publicación en muchas revistas y sitios web de prestigio y están cambiando muchos conceptos tradicionales en la comprensión de muchas enfermedades?

El tratamiento de todas estas perturbaciones de la nutrición y la fisiología digestiva que son responsables de una cadena de sucesos patológicos que atormentan a las personas que los padecen, como fue el caso de Teresa, requiere de *Educación Nutricional y Cambios alimentarios* ajustados al test de intolerancias, uso de prebióticos y probióticos para corregir la disbiosis intestinal, uso específico de suplementos como glutamina, zinc, vitamina A y D para mejorar la función de barrera intestinal.

Como ninguno de estos elementos terapéuticos se pueden sintetizar en una cápsula o comprimido, vender en las farmacias y llenar las arcas de la *industria químico farmacéutica,* muy probablemente es aquí donde está la respuesta a nuestras preguntas. Simplemente, todo conocimiento médico que no resulte *altamente rentable* para la industria químico farmacéutica, es descalificado, desprestigiado y tachado de acientífico.

Como esta industria ejerce un poder casi hipnótico y sacrosanto sobre la gran mayoría de los médicos convencionales, estos, simplemente siguen las directrices señaladas y actúan en consonancia con los paradigmas creados por ella, y lo más dramático es que la mayoría de esos buenos médicos ni siquiera son conscientes de esta realidad.

Capítulo 4

Pedro se siente muy agotado

En Junio 2017, Pedro, un hombre de 26 años de edad, comenzó a preocuparse por su salud porque hacía semanas que sentía una sensación de *disfunción eréctil* y ya su pareja lo estaba notando. También cayó en cuenta que hacía el mismo tiempo que acusaba un *cansancio extraño,* permanente, irrecuperable aunque durmiera bien en la noche o hiciera siesta en el día, luego, unos meses después, apareció la falta de concentración, una sensación permanente de frío en todo el cuerpo y la piel muy reseca.

En Enero 2018, Pedro estaba alarmado por su dificultad para la erección y decidió consultar a su médico de atención primaria, quién después de realizarle unos exámenes de laboratorio y observar un valor alterado de la tiroides, decidió enviarlo al Endocrinólogo. El médico endocrino le repitió los exámenes y comprobó un valor de TSH (hormona tirotropina) elevado, estaba en 7,2mg siendo lo normal entre 0.8 a 5mg. Con este resultado le dijo a Pedro que tenía una enfermedad llamada *Hipotiroidismo*, que era la explicación de todos los síntomas que estaba teniendo desde hacía 8 meses.

Pedro se alarmó al escuchar lo que le dijo el médico endocrino y le preguntó si tenía alguna solución o era una enfermedad para toda la vida, además de las consecuencias a largo plazo, porque él era muy joven. También le preguntó si era necesario otras pruebas para investigar la causa de esta enfermedad.

El médico endocrino le respondió que esa enfermedad era muy común en las mujeres pero también podía afectar a los hombres a cualquier edad, que la causa era desconocida y solía deberse a un trastorno inmunológico que no tenía cura.

Le dijo que tendría que tomar un medicamento llamado *Eutirox* por el resto de su vida, que era hormona tiroidea substitutiva, porque su glándula tiroides enferma no podía producir esa hormona de forma normal y le insistió que debía comenzar el tratamiento lo más pronto posible para evitar las posibles complicaciones que podían presentarse, como trastornos cardiovasculares, anemia, retención de líquidos e infertilidad. Pedro inició el *Eutirox* ese mismo día y observó que todos sus síntomas empeoraron intensamente en esa primera semana de tratamiento, motivo por el cual decidió suspenderlo por su propia cuenta y riesgo.

Pedro vino a mi despacho en Agosto 2018, en busca de una segunda opinión, y después de narrar su historia dijo que tenía tres inquietudes o dudas principales :

1.-Su médico endocrino no mostró interés en investigar cuál era la causa del hipotiroidismo que acusaba y le planteó tratamiento hormonal substitutivo de entrada, para corregir los síntomas, y le asaltaba la duda de que si se conocía el origen del problema y se corregía, es probable que desapareciera el hipotiroidismo.

2.-Al iniciar la toma del Eutirox, observó un empeoramiento de los síntomas que acusaba, mayor cansancio, debilidad, falta de concentración y se le agregó algo de insomnio, por ese motivo decidió suspenderlo y buscar otra forma de tratamiento para su problema de salud.

3.-Pedro deseaba investigar su problema de salud desde otra perspectiva que no implicara tomar Eutirox para tratar el hipotiroidismo de forma sintomática solamente, y por tiempo indefinido, y además, le angustiaban los efectos secundarios de esta medicación.

¿Qué opina la Medicina Convencional?

La causa más común de *Hipotiroidismo,* tanto en hombres como en mujeres, suele ser una inflamación de la glándula tiroides, que se conoce con el nombre de *Tiroiditis,* la cual incluye un grupo de trastornos individuales que inflaman la glándula y producen una diversidad de síntomas.

Por ejemplo, la *Tiroiditis de Hashimoto* es la más común de las tiroiditis y suele cursar con mucha frecuencia con síntomas de hipotiroidismo, la *Tiroiditis Puerperal* es una causa frecuente de hipotiroidismo después del parto, la *Tiroiditis Subaguda* es la causa más frecuente de dolor en la cara anterior del cuello, en la zona de la glándula tiroides y la *Tiroiditis medicamentosa* es un efecto secundario de algunos fármacos, como amiodarona (un antiarrítmico para el corazón) e interferón (tratamiento de la hepatitis C).

La *Tiroiditis de Hashimoto*, también conocida como *Tiroiditis Linfocítica Crónica*, es un trastorno autoinmune, en el cual, anticuerpos dirigidos contra la glándula tiroides llevan a una inflamación crónica. No se sabe por qué algunas personas producen estos anticuerpos, aunque esta condición tiende a presentarse en familias. Con el tiempo, sin embargo, esto conduce a una capacidad reducida de la glándula tiroides de producir hormonas tiroideas, lo cual lleva a un fallo gradual y eventualmente a una tiroides hipoactiva, lo que se conoce como *Hipotiroidismo*.

La *Tiroiditis de Hashimoto* ocurre más frecuentemente en mujeres de edad mediana, pero puede verse a cualquier edad y puede afectar también a hombres y niños.

No existe ningún signo o síntoma que sea específico de la Tiroiditis de Hashimoto. Debido a que la condición usualmente progresa muy lentamente en el curso de muchos años, las personas pueden no mostrar ningún síntoma al comienzo, aun cuando se puedan detectar los típicos anticuerpos contra la *Tiroperoxidasa* (TPO) en las pruebas de sangre. Sin embargo, con el tiempo, la tiroiditis causa un daño lento y crónico de las células, lo cual conduce al desarrollo de un bocio (una tiroides agrandada) con fallo gradual de la tiroides. Eventualmente, la mayoría de los pacientes desarrollarán síntomas de hipotiroidismo que pueden incluir fatiga, aumento de peso, estreñimiento, aumento de la sensibilidad al frío, piel seca, depresión, dolores musculares y tolerancia al ejercicio que está reducida, así como menstruación irregular y abundante, y disfunción eréctil.

El *diagnóstico* de la Tiroiditis de Hashimoto se hace usualmente cuando los pacientes se presentan con síntomas de hipotiroidismo, generalmente acompañados de la presencia de un bocio (glándula tiroides agrandada) en el examen físico, y pruebas de laboratorio con un nivel elevado de TSH en la sangre y niveles bajos de hormona tiroidea T3 y T4. Los niveles de anticuerpos contra la tiroides, llamados TPO, usualmente están elevados. La TPO es una enzima que juega un papel importante en la producción de hormonas tiroideas.

Ocasionalmente, la enfermedad se puede diagnosticar tempranamente, especialmente en personas con una fuerte historia familiar de enfermedad tiroidea, o durante pruebas de laboratorio de rutina, aún antes de que el paciente desarrolle síntomas de hipotiroidismo. En estos casos, suele verse una elevación ligera y aislada de la TSH en sangre, con niveles normales de hormonas tiroideas y anticuerpos TPO positivos.

Los pacientes con anticuerpos TPO elevados, pero pruebas de función tiroidea, TSH, T3 y T4 normales no requieren tratamiento. Para aquellos pacientes con síntomas de hipotiroidismo y TSH elevada con niveles bajos de T3 y T4, el tratamiento consiste en el reemplazo de la hormona tiroidea, que tomada por vía oral en una dosis apropiada es barata, muy efectiva en restaurar los niveles normales de hormona tiroidea y resulta en una mejoría de los síntomas de hipotiroidismo. Todos los pacientes con tiroiditis de Hashimoto que desarrollan hipotiroidismo van a necesitar tratamiento, *de por vida*, con Levotiroxina (Eutirox).

¿Qué opina la Medicina no Convencional?

La mayoría de los médicos saben que el hipotiroidismo es una enfermedad autoinmune. Pero la mayoría de los pacientes no lo saben. La razón por la que los médicos no se lo dicen a sus pacientes es simple: *no afecta su plan de tratamiento.*

La medicina convencional no tiene tratamientos efectivos para las enfermedades autoinmunes, normalmente usan corticoides y otros medicamentos para suprimir el sistema inmunológico en ciertas condiciones, como la esclerosis múltiple, la artritis reumatoide y la enfermedad de Crohn, con efectos, muchas veces, potencialmente más dañinos.

Pero en el caso de *Hashimoto*, se cree que las consecuencias, es decir, los efectos secundarios y las complicaciones del uso de medicamentos inmunosupresores superan los beneficios potenciales. Así que el procedimiento estándar para un paciente de *Hashimoto* es simplemente esperar hasta que el sistema inmunológico haya destruido suficiente tejido tiroideo y luego darles reemplazo de hormona tiroidea. Si se comienzan a presentar otros síntomas comúnmente asociados, como depresión o resistencia a la insulina, se recetan medicamentos adicionales para esos problemas como la metformina. La deficiencia obvia de este enfoque es que no trata la causa subyacente del problema, que es el sistema inmunológico atacando a la glándula tiroides, y si no se trata la causa básica, el tratamiento no va a funcionar muy bien.

La enfermedad de *Hashimoto* a menudo se manifiesta como un patrón autoinmune poli-endocrino. Esto significa que además de tener anticuerpos contra el tejido tiroideo, no es raro que los pacientes de *Hashimoto* también tengan anticuerpos contra otros tejidos o enzimas. Los más comunes son la transglutaminasa (enfermedad celíaca), el cerebelo (trastornos neurológicos), el factor intrínseco (anemia perniciosa), la descarboxilasa del ácido glutámico (ansiedad/ataques de pánico) y diabetes tipo 1 de aparición tardía. Lo que la gran mayoría de los pacientes con hipotiroidismo necesitan entender es que no tienen un problema con su tiroides, sino que tienen un problema con su sistema inmunológico que ataca la tiroides.

Varios estudios muestran una fuerte relación entre la enfermedad autoinmune de la tiroides (tanto de Hashimoto como de Graves) y la intolerancia al gluten.

La relación está tan bien establecida que los investigadores sugieren que todas las personas con enfermedad tiroidea autoinmune sean examinadas para detectar intolerancia al gluten, y viceversa.

¿Cómo se explica la conexión? , ¿Es un caso de confusión de identidad?. La estructura molecular de la *gliadina*, la porción proteica del gluten, se parece mucho a la de la glándula tiroides. Cuando la gliadina rompe la barrera protectora del intestino y entra en el torrente sanguíneo, el sistema inmunitario la marca para su destrucción. Estos anticuerpos contra la gliadina también hacen que el cuerpo, por confusión, ataque el tejido tiroideo, y a esto se le llama *mimetismo molecular.* Aún peor, la respuesta inmune al gluten puede durar hasta 6 meses cada vez que se consume.

Una de las razones por las que la intolerancia al gluten casi nunca se detecta, es que tanto los médicos, como los pacientes, creen erróneamente que sólo causa problemas digestivos. Pero la intolerancia al gluten también se puede presentar con inflamación en las articulaciones (artritis), la piel (acné), las vías respiratorias (asma) el cerebro, (neuroinflamación) y la tiroides (tiroiditis), y muchas veces, sin síntomas obvios en los intestinos.

Los alimentos que contienen gluten (tanto cereales enteros, como harinas) a menudo también contienen sustancias que inhiben la absorción de nutrientes, dañan nuestro revestimiento intestinal y activan una respuesta *autoinmune* potencialmente destructiva. Además, no hay nutrientes en los alimentos que contienen gluten que no se puedan obtener fácil y eficientemente de los alimentos que no contienen gluten.

¿Cuál fue el tratamiento y la evolución que siguió Pedro?

Sometimos a Pedro a una serie de pruebas, tanto de laboratorio como de ultrasonido tiroideo y observamos lo siguiente:

a.-Sus valores de TSH en Septiembre 2018 seguían algo elevados, 6.6 con un valor normal en 5.3. Sin embargo, todos sus otros valores hormonales tiroideos estaban dentro del rango de la normalidad :

- T3 total ....1.25 (normal 0.4 a 1.6)
- T3 libre ....3.6 (normal 3 a 8.5)
- T4 total ....10 (normal 4 a 12)
- T4 libre........................ 0.89. (normal 0.5 a 1.4)

b.-Se evidenció una elevación de los anticuerpos anti tiroideos :

- Anti TPO.....................962 (normal 0.1 a 5.6)

c.-También se le realizaron las pruebas hormonales sexuales y se encontraron algunas alteraciones en sus valores :

- Prolactina ....32 (normal 2.6 a 13)
- Progesterona.....................1,2 (normal hasta 0.6)
- Estradiol...........................35 (normal 15 a 33)
- DHEA.............................13.9 (normal hasta 9)
- Testosterona Libre...............13 (normal 4.7 a 24)

d.-la Ecografía tiroidea reveló una glándula de tamaño normal, homogénea y sin lesiones focales.

Ante la presencia de síntomas de hipotiroidismo, con valores elevados de TSH, y anticuerpos TPO, nos planteamos el Diagnóstico de *Tiroiditis Autoinmune de Hashimoto* como causa básica del trastorno tiroideo, y la normalidad de la Ecografía tiroidea nos hizo pensar que el trastorno autoinmune era reciente y aún no había dañado a la glándula tiroides de forma significativa, y por lo tanto, se podría intentar un tratamiento resolutivo de forma integrativa.

Considerando que Pedro informó en su historia clínica que también sufría desde hacía meses de síntomas digestivos manifestados por pesadez y dolor de estómago después de comer, flatulencias, gases e hinchazón abdominal, y los relacionó con alimentos a base de trigo; sospechamos que pudiera tener una *intolerncia al gluten* y ser esta intolerancia alimentaria la causa del problema tiroideo.

Basados en la sospecha de que Pedro sufría una intolerancia al gluten, decidimos darle el tratamiento siguiente :

a.-Llevar una dieta 100% libre de gluten por 3 meses

b.-Suplementación nutricional para fortalecer la glándula tiroides : tirosina, yodo, vitaminas y minerales.

c.-Plantas desinflamatorias : Cúrcuma, Boswelia, y Harpagofito

d.-Suplementos para la permeabilidad intestinal : vit A, D, Zinc, Glutamina

e.-Prebióticos y Probióticos para mejorar el ecosistema intestinal

f.-Oligoterapia catalítica para mejorar el funcionamiento del eje Hipotálamo-Hipófiis-Tiroides.

Después de los primeros 3 meses de tratamiento los resultados obtenidos fueron los siguientes :

a.-Desaparición completa de los síntomas de hipotiroidismo

b.-Mejora significativa de la disfunción eréctil

c.-Normalización de los valores de TSH y anticuerpos anti TPO

d.-Normalización de la prolactina, estradiol, progesterona y DHEA

Pedro fue seguido en consulta durante un año y se pudo evidenciar su estabilidad clínica y mantenimiento de la normalidad en sus pruebas de laboratorio, y fue dado de alta de la consulta de Endocrinología en Julio 2019.

Conclusiones

1.-Pedro consultó por un cuadro clínico de Hipotiroidismo tratado con reemplazo hormonal sintético usando el medicamento *Eutirox,* que produjo un empeoramiento de sus síntomas.

2.-Su médico endocrino no le realizó pruebas para investigar la causa del hipotiroidismo y eso hizo que decidiera buscara una segunda opinión para su problema de salud.

3.-Las pruebas de laboratorio revelaron la presencia de *Autoanticuerpos* del tipo Anti -TPO en valores elevados, unas doscientas veces por encima de su valor mínimo normal. Esto nos hizo plantearnos el diagnóstico de *Tiroiditis crónica Linfocítica de Hashimoto.*

4.-Considerando que también acusaba síntomas digestivos relacionados con alimentos a base de gluten, y siendo conocida y reportada en la literatura médica la relación entre la *Tiroiditis de Hashimoto* con la *Intolerancia al gluten,* decidimos indicarle una dieta 100% libre de gluten como base de su tratamiento.

5.-Complementamos el tratamiento a base de suplementación nutricional para :

- Nutrir y fortalecer la glándula tiroides
- Desinflamar el tejido tiroideo
- Mejorar la función de barrera y el ecosistema del intestino
- Mejorar el eje endocrino hipotálamo-hipófisis-tiroides

6.-Los resultados clínicos y de laboratorio obtenidos fueron altamente satisfactorios para el paciente, y un año después de cumplir su tratamiento integrativo fue dado de alta de la consulta de Endocrinología y no necesitó seguir tomando la medicación (Eutirox) inicialmente indicada.

Discusión

La frase : "*Usted padece de una enfermedad incurable de causa desconocida y debe tomar un tratamiento médico de por vida*", es algo que todo estudiante aprendió en la Facultad de Medicina cuando se formaba como médico, porque era muy común y recurrente para un gran número de enfermedades, como todas las *Autoinmunes* tales como artritis reumatoide, lupus eritematoso, colitis ulcerativa, psoriasis etc. También era la frase que acompañaba a las *Enfermedades crónicas* , como la diabetes, hipertensión arterial, aterosclerosis, cardiopatías, asma bronquial, etc. Y por supuesto, también para las *Enfermedades Degenerativas* como las leucemias, cáncer, esclerosis múltiple, Alzheimer y Parkinson, por mencionar las más comunes.

Cuando éramos estudiantes de medicina y escuchábamos esa frase de forma recurrente a lo largo de toda la carrera, nunca la cuestionamos y la aceptamos como una *verdad inexorable* y como muchas otras verdades que también nos inculcaron durante esos 7 años que estuvimos en formación, la guardamos en nuestra mente, en nuestro maletín médico y en el bolsillo de nuestra bata blanca.

Para no olvidarnos de ella y luego cantársela a todos aquellos pacientes que vinieran a nuestra consulta y estuvieran diagnosticados de alguna enfermedad crónica, degenerativa o autoinmune. Y para que no se nos olvidara esa verdad, o para que no fuéramos a ponerla en duda en ningún momento, nos la siguieron repitiendo y reforzando cuando hicimos la maestría de la especialización médica, y en todos los cursos, congresos y talleres de actualización que seguimos haciendo por el resto de nuestra vida como profesionales de la medicina.

El caso clínico de Pedro es una prueba de que esa supuesta *verdad inexorable* de la enfermedad incurable, de causa desconocida y que amerita una tratamiento farmacológico de por vida, es, y siempre ha sido, *completamente falsa,* y al decirlo, puede que suene *sorprendente,* sin embargo, es la verdad. Después de haber incursionado en el mundo de la Medicina Integrativa en los últimos 20 años, han sido los propios pacientes los que me han demostrado esta realidad, y todos los casos clínicos que les he presentado son un ejemplo de ello.

Ahora, mirando hacia atrás, debo reconocer que esa verdad que aprendí en la escuela de medicina y repetí durante 15 años en más de diez hospitales en los que trabajé, estaba condicionada al paradigma, metodología y protocolos de tratamiento farmacológico ortodoxo.

Las enfermedades catalogadas por la medicina convencional como *incurables,* solo lo son, bajo el enfoque y tratamiento que esa medicina les aplica, simplemente porque el razonamiento y la comprensión de la enfermedad es incorrecto, y por lo tanto, el resultado del tratamiento aplicado es desalentador porque sólo logra aminorar los síntomas, en el mejor de los casos.

No se trata de que los médicos convencionales que trabajan en los hospitales sean *malos médicos,* en verdad que no lo son, porque todos ellos estudiaron entre 6 y 8 años en la escuela de medicina para obtener su título de médico, muchos siguieron estudiando otros 5 o más años para completar su especialización y otros tantos para alcanzar la super especialización o el doctorado. Todo un camino lleno de lucha, sacrificio, guardias nocturnas y de miles de experiencias duras y difíciles que solo la vocación de servicio pura y verdadera, puede ayudarnos a tolerar, soportar y hasta disfrutar.

Simplemente se trata de que todos los médicos convencionales hospitalarios, que son *buenos médicos,* desconocen y no tienen ninguna información sobre el paradigma de la otra medicina.

La llamada no convencional, la cual goza del respaldo de la Organización Mundial de la Salud y se expresa en revistas, asociaciones, organizaciones, congresos y un sinfín de eventos e instituciones de carácter eminentemente científico, respaldados por investigación seria y rigurosa, tan valida, como la de la medicina convencional.

El buen médico endocrino que atendió a Pedro hizo lo que aprendió, actuó en función del conocimiento que tenía y no pudo hacer nada más, simplemente porque no tenía información de que hubiera algo más.

Él no estaba al tanto de la relación que existe entre la *intolerancia al gluten* y la *Tiroiditis de Hashimoto* y mucho menos de la aplicación de la nutriterapia, suplementación natural y plantas medicinales para corregir este desajuste digestivo e inmune. De haberlo sabido, seguro que hubiese aplicado esos conocimientos para ayudar a su paciente y hubiese obtenido los mismos resultados favorables.

Es probable que alguien que este leyendo estos razonamientos y argumentos se pregunte la razón por la cual los médicos convencionales no tienen ni conocen la misma información que manejan los médicos no convencionales, si a fin de cuentas, todo está publicado y todos los médicos tienen acceso a esa información.

Yo también fui un médico ortodoxo y convencional durante los primeros 15 años del ejercicio profesional, y también estuve en esos zapatos, desconociendo por completo el mundo de la medicina no convencional. Según mi humilde opinión, basada en la experiencia de haber vivido *dentro de las dos medicinas,* la explicación para esta situación que estoy argumentando, radica en el papel y manipulación que ejerce la *omnipresente industria química farmacéutica.*

Esta industria se encarga de mantener hipnotizados a los médicos convencionales con todas sus argucias leguleyas, les hace creer que sólo las investigaciones realizadas y auspiciadas por ella son verdaderamente científicas y sustentan las verdades inexorables de la medicina.

Todo médico que se sienta digno y respetuoso de serlo, debe profesarlas y defenderlas esas verdades.

Pero el asunto no termina allí, la *omnipotente* industria químico farmacéutica también se ha encargado de desacreditar, descalificar y excomulgar a todo el mundo de la medicina no convencional y a todos los que creen, participan y usan sus conocimientos, a los que califica de *pseudocientíficos* .

Para asegurarse de que a ningún médico convencional, ortodoxo y oficial, de los cuales se cree dueña, se le vaya ocurrir curiosear, investigar o coquetear con las *sectas* que practican la otra medicina, la multimillonaria y todopoderosa industria químico farmacéutica se ha asegurado el respaldo y complicidad de los colegios de médicos, asociaciones médicas, ministerios de sanidad, y hasta los gobiernos de las naciones y todos los medios de comunicación de masas, para acusar, señalar, perseguir y castigar a todo médico que intente cambiar de bando.

Por todo ello, la gran mayoría de los médicos convencionales se hacen eco de esta *trampa gigantesca* y no les interesa lo que pueda opinar sobre cualquier tema médico la *otra medicina,* y si escucha o lee algo al respecto, no le da ningún crédito, y si por casualidad llegara a dudar por un instante, solo el *terror* de sentirse señalado, cuestionado y segregado por su gremio médico convencional, lo obliga a descartar toda posibilidad de cambio y termina por acallar a su conciencia profesional y científica que le grita desde su vocación, ¿y si es verdad?.

Capítulo 5
Luisa no puede quedar embarazada

Luisa es una mujer de 29 años de edad, que anhelaba quedar embarazada. Contrajo matrimonio a los 27 años y durante los siguientes 2 años intentó embarazarse sin éxito. Ella tuvo su primera regla a los 15 años de edad y siempre fueron dolorosas. A los 18 años le diagnosticaron *Endometriosis* en ambos ovarios y la trataron con anticonceptivos por 8 años consecutivos. En Octubre 2016, Luisa acudió a un centro de *Fertilidad Asistida* con la esperanza de ver su sueño hecho realidad.

En el centro de fertilización asistida le diagnosticaron una baja reserva ovárica debido a una Endometriosis que padecía. La única solución que le ofrecieron fue una *Fertilización in vitro*. Durante 3 meses le aplicaron hormonas inyectadas, luego en la punción ovárica se obtuvieron 5 óvulos maduros, de los cuales 3 se fertilizaron in vitro y dos de ellos evolucionaron hasta convertirse en embrión. Todo había evolucionado estupendamente y en Diciembre 2016 le implantaron los 2 embriones y la citaron en un mes, para confirmar el embarazo.

En Enero 2017, cuando le realizaron las pruebas para comprobar el embarazo, el resultado fue *negativo*. El procedimiento de fertilización in vitro falló en la fase final. La paciente y sus familiares estaban desolados y decepcionados, y la pregunta que estaba en la mente de todos era ¿por qué?, ¿qué había fallado si todo parecía ir correctamente?.

El equipo médico que la atendió se limitó a decir : *"eso es normal que ocurra, son las probabilidades estadísticas esperadas", "algunas mujeres requieren de varios procedimientos de fertilización in vitro para lograr un embarazo, quizás ese sea tu caso".*

¿Qué opina la Medicina Convencional?

La *esterilidad* se define como el intento de tener un hijo, manteniendo relaciones sexuales frecuentes, durante al menos un año, sin éxito. Este problema afecta a millones de parejas en el mundo. Se estima que entre el 10% y el 18% de las parejas tienen problemas para tener un bebé o llegar a un parto exitoso. Existen muchos tratamientos disponibles, que dependerán de la causa de la esterilidad. Después de intentar tener un hijo por dos años, alrededor del 95 por ciento de las parejas logran concebir con éxito, siguiendo un método de fertilización asistida.

La estadística revela que las causas de la esterilidad en la pareja se deben en un 30% a causas femeninas, otro 30% a causas masculinas, un 20% a una combinación de ambas y el 20% restante es de origen desconocido. Cuando la causa dominante es femenina, suele deberse a tres factores fundamentales, la endometriosis (30%), la falta de ovulación (25%) y una baja reserva ovárica (20%).

El principal síntoma de la infertilidad es la incapacidad de quedar embarazada. Un ciclo menstrual demasiado largo (35 días o más), demasiado corto (menos de 21 días), irregular o ausente puede significar que no hay ovulación. Es probable que no haya otros signos o síntomas evidentes. Cuándo buscar ayuda médica depende de la edad :

*Hasta los 35 años de edad, los médicos recomiendan tratar de embarazarse durante al menos un año antes de buscar ayuda.

*Si tienes entre 35 y 40 años, deberían consultar el médico después de haber intentado 6 meses sin éxito.

*Si tienes más de 40 años, es posible que el médico quiera comenzar los análisis o el tratamiento de inmediato.

Es posible que el médico también quiera realizar análisis o tratamientos de inmediato si tú o tu pareja tiene problemas de fertilidad conocidos, o si tienes antecedentes de enfermedad pélvica inflamatoria, abortos espontáneos reiterados, tratamiento oncológico o endometriosis.

El plan de estudio de la infertilidad femenina incluye una serie de pruebas que incluyen :
*-Comprobación de la ovulación
*-Análisis de reserva ovárica
*-Estudios hormonales
*-Pruebas especiales : Ecografia, Histeriografia, etc.
*-Laparoscopia : para investigar endometriosis o quistes tubáricos

El tratamiento de la esterilidad femenina depende de la causa, la edad, la cantidad de tiempo que has sido infértil y las preferencias personales. La esterilidad es un trastorno complejo, por lo que el tratamiento involucra importantes compromisos financieros, físicos, psicológicos y de tiempo. Aunque algunas mujeres necesitan solo uno o dos tratamientos para restaurar la fertilidad, es posible que se necesiten varios tratamientos de distinto tipo.

Los tratamientos pueden intentar restaurar la fertilidad a través de medicamentos o cirugía, o ayudar a que quedes embarazada mediante técnicas sofisticadas.

En la actualidad existen tres formas para tratar la esterilidad femenina, que son :
*-Restaurar la fertilidad con medicamentos
*-Restaurar la fertilidad con cirugía
*-Técnicas de fertilidad asistida

Si el problema de infertilidad es debido a la falta de ovulación, se trata con medicamentos que estimulan los ovarios para corregir este problema. Este tipo de fármacos puede causar efectos adversos que se deben tener en cuenta, como son :
*-Embarazo múltiple : un riesgo de 10-30%
*-Hiperestimulación ovárica : ovulaciones dolorosas.
*-Tumores de ovario en un futuro : si se toman por más de 1 año

Existen varios procedimientos quirúrgicos que pueden revertir problemas o mejorar la fecundidad femenina. Sin embargo, los tratamientos quirúrgicos para la fecundidad no son frecuentes hoy en día debido al éxito de otros tratamientos.

Los métodos más comunes de reproducción asistida comprenden los siguientes :

Inseminación intrauterina (IUI). Se colocan millones de espermatozoides saludables dentro del útero, cerca del momento de la ovulación.

Fertilización in vitro (IVF). Esto implica obtener óvulos maduros de una mujer y fertilizarlos con el espermatozoide de un hombre sobre una placa en un laboratorio.

Luego, los embriones se transfieren al útero tras la fecundación. La IVF es la forma más eficaz de tecnología de reproducción asistida. El ciclo de IVF lleva varias semanas y requiere que se hagan análisis de sangre regulares y se apliquen inyecciones de hormonas a diario.

¿Qué opina la Medicina no Convencional?

La fertilidad, tanto masculina como femenina, es una propiedad ligada al estado de salud de la persona y guarda relación con aspectos como el peso, el estado nutricional, ciertos micronutrientes y la microbiota.

*-Peso y Fertilidad :

Existe una relación entre peso corporal y fertilidad, tanto femenina como masculina. Mantener un peso adecuado va a influir en las posibilidades de embarazo, y por tanto en el éxito del tratamiento de reproducción asistida, si fuera el caso. Por eso es muy importante llevar una dieta equilibrada.

Las mujeres con sobrepeso que se encuentren en tratamiento de fecundación in vitro, necesitarán más cantidad de hormonas para estimular la producción de óvulos. El aumento de medicación conlleva un mayor riesgo de sufrir efectos secundarios, así como un mayor coste económico del tratamiento.

Asimismo, un peso por debajo de lo normal también puede ser perjudicial para *la fertilidad*. Según la OMS, un peso normal estaría en un IMC entre 18,5 y 24,9. Por tanto, un IMC por debajo de 18,5 se considera bajo peso. Se estima que el peso ideal al quedarse embarazada deber estar en un IMC entre 20 y 22.

*-Micronutrientes y Fertilidad

Hay estudios médicos que han demostrado la importancia de ciertos nutrientes en la fertilidad, y como los bajos niveles de los mismos pueden afectar la capacidad reproductiva de forma significativa.

.-Vitamina D : La asociación de la vitamina D y la reproducción deriva de varios estudios en los cuales se ha visto que hay presencia de receptores para esta vitamina en muchos tejidos del sistema reproductor en ambos sexos. En el 2014, se publicó un estudio que justo demostraba esto, que las mujeres con niveles correctos de esta vitamina en sangre, tenían porcentajes de implantación más elevados.

.-Vitamina B12 : Es otra de las vitaminas fundamentales para mejorar la fertilidad en ambos sexos. Esta vitamina es importantísima en el crecimiento celular, interviene de una forma importante, en la síntesis del ADN. Pero además, la vitamina B12 también juega un papel importante en el trabajo que realiza la tiroides, y recordemos que la tiroides tiene que estar bien regulada para que se produzca una implantación del embrión adecuada y que no se produzcan abortos.

.-Microbiota uterina : En el útero conviven más de 166 géneros de bacterias diferentes, es lo que llamamos la microbiota uterina. *Según un estudio publicado en* American Journal of Obstetrics and Gynecology *en diciembre del 2016,* la flora bacteriana del útero influye en el éxito del embarazo. Esto permitirá poder suministrar un tratamiento con *probióticos* en la cavidad uterina, en caso de no dominar las bacterias del género Lactobacillus, antes de la transferencia de embriones.

Así se incrementaran las posibilidades de que el embrión se implante y de que el embarazo llegue a término, sin que se produzca un aborto por esta causa.

*-Acupuntura y Fertilidad

La medicina china tiene tratamientos para la fertilidad femenina desde hace más de mil años y tiene especialidad Ginecológica desde hace más de 700. Debido a los beneficios que aporta la acupuntura a la fertilidad, muchas clínicas de reproducción asistida ya incluyen una unidad especializada de esta técnica milenaria. *El British Medical Journal* ha publicado recientemente un análisis que recopila todos los datos de las investigaciones recientes sobre los efectos de la acupuntura en ciclos de fertilidad in vitro. El estudio mostró un aumento del 65% en establecimiento del embarazo, un aumento del 87% en continuidad del embarazo y un 91% de incremento de nacidos vivos.

¿Cuál fue el tratamiento que siguió Luisa?

La evaluación clínica inicial que le realizamos a Luisa en Marzo 2018 puso en evidencia algunas alteraciones adicionales, que en resumen fueron las siguientes :

*Padecía de migraña mensual desde los 24 años de edad que trataba con paracetamol.

*Sufría de amigdalitis crónica con 6 episodios por año que eran tratados con antibióticos.

*También padecía de Infecciones urinarias repetitivas de hasta 3 crisis por año, que también trataba con antibióticos.

*Acusaba trastornos digestivos desde la adolescencia con dispepsia, estreñimiento y hemorroides internas.

*Su dieta era altamente acidificante y pro-inflamatoria con exceso de productos animales, carnes rojas, embutidos, leche de vaca y derivados lácteos, harinas refinadas y golosinas variadas, y adicción al chocolate.

*Al examen físico se evidenciaron signos de mala nutrición y carencias nutricionales, estaba pálida y tenía un índice de masa corporal (IMC) de 14,6.

*Además, se apreciaron amígdalas hipertróficas con criptas, y todos sus huesos eran dolorosos a la presión manual.

*La ecografía pélvica demostró la presencia de quistes de endometriosis en ambos ovarios.

*Los exámenes de laboratorio también reflejaron algunas alteraciones :

- Anemia con hemoglobina de 11 gr/dl (normal de 12 a 15 gr/dl)
- Colesterol bajo : 130 mg/dl (valor normal de 160 a 220 mg/dl)
- Vitamina B12 baja : 175 mg/dl. (normal de 250 a 950mg/dl)
- Vitamina D baja : 28 ngr/ml (normal de 30 a 90 ngr/ml)
- Anti Mulleriana ovárica baja : 1.89 (valor normal 6-9 ngr/ml)

Consideramos que para lograr un resultado efectivo en una segunda fertilización in vitro, Luisa debería recibir un tratamiento integrativo para :

.-Mejorar su nivel nutricional, recuperar su peso ideal y superar todas las carencias nutricionales observadas

.-Corregir los otros trastornos de salud que acusaba : faringitis crónica, trastornos digestivos, migrañas e infecciones urinarias.

.-Normalizar sus valores hormonales de anti Mullriana para incrementar la posibilidad de embarazo.

Con esta hipótesis de trabajo diseñamos un esquema de tratamiento que la paciente siguió por 9 meses, que consistió en :

.-Evaluación y control nutricional para llevar una dieta alcalina, hiperproteica, baja en gluten y otros elementos pro-inflamatorios.

.-Suplementación nutricional con multivitamínicos, multiminerales, multiaminoácidos, acidos grasos omega 3-6-9, vitamina D3 (5000 UI diarias) y complejo vitamínico del grupo B intramuscular hasta normalizar los valores de B12 y luego pasamos a la vía oral de mantenimiento.

.-Acupuntura en sesiones semanales por 1 mes y luego quincenales por 7 meses para estimular la función ovárica y favorecer el desarrollo folicular.

¿Cómo fue la evolución clínica de Luisa?

Luisa cumplió todo el tratamiento de forma rigurosa y acudía a sus controles médicos cada 3 meses para constatar la recuperación nutricional buscada. Después de 9 meses de tratamiento sus análisis de laboratorio reflejaron mejores valores:

- Hemoglobina de 13,5 gr,
- Colesterol total 165 mg,
- Vitamina B12 : 760 mg, Vitamina D : 70 ngr
- Todas las hormonas sexuales estaban en valores normales
- La hormona Anti Mulleriana subió a 5 ngr/ml
- La paciente ganó peso y su IMC se elevó a 18.0
- Se mantuvo libre de amigdalitis, migrañas e infección urinaria durante los 9 meses de tratamiento.

En el mes de Diciembre 2017 la paciente decidió someterse a una segunda fertilización asistida, lográndose la maduración de varios folículos hasta nivel avanzado, se obtuvieron 8 óvulos maduros, se lograron fertilizar in vitro 5 óvulos. La paciente decidió implantarse dos óvulos fértiles y se congelaron los otros 3 óvulos fecundados. En Enero 2018 se confirmó que la Luisa había quedado embarazada y 9 meses después nació una niña sana.

Conclusión y Discusión

Este caso clínico de infertilidad femenina nos muestra la forma como trabaja la *medicina integrativa* y de los resultados que se pueden obtener cuando médico y paciente trabajan en equipo, cumpliendo cada uno el rol que le corresponde en el proceso.

Luisa llevaba 2 años tratando de quedar embarazada sin éxito. Acudió a un centro de fertilización asistida y fue sometida a un proceso de fertilización in vitro en Diciembre 2016.

Aunque el procedimiento *técnico* de la fertilización in vitro fue exitoso y se lograron fertilizar varios óvulos, cuando fueron implantados en el útero de la paciente, no se logró el embarazo.

Resulta altamente *llamativo,* y *criticable* que el equipo médico especializado en fertilización asistida, no se haya percatado de que Luisa, a quién se le iba a implantar un óvulo fertilizado, no tenía las condiciones de salud más propicias para garantizar un resultado satisfactorio.

Toda la literatura médica publicada sobre este tema insiste en la necesidad de que toda mujer que tenga problemas de fertilidad y va a ser sometida a un proceso de fertilidad asistida, debería recibir una atención médica *global* para corregir todas las alteraciones que se hayan detectado, tanto en sus análisis de laboratorio como en el funcionamiento de todos sus órganos.

El útero donde se va a implantar un óvulo fertilizado , no es un órgano que vive y funciona separado del cuerpo humano femenino, y por el contrario, está en estrecha relación de convivencia con el resto de los órganos y con toda la bioquímica y fisiología del organismo.

El haber pasado por alto esta realidad holística, bajo la cual funciona nuestro organismo, debió haber tenido un peso definitivo que llevó al fracaso de la fertilización in vitro de Diciembre 2016; y la prueba de ello está en lo que ocurrió cuando después de 9 meses de un tratamiento integrativo, con la corrección de todas las carencias nutricionales encontradas, incluyendo el bajo peso, la paciente quedó embarazada al someterse a un segundo procedimiento de fertilización in vitro, en Diciembre 2017, pudiendo además, sostener el embarazo hasta el final y terminar con un parto normal.

La experiencia de Luisa, nos invita a hacernos algunas reflexiones :

¿Cuántas pacientes que son sometidas a un procedimiento de fertilización asistida, han vivido, viven o van a vivir una experiencia similar a la de Luisa?

¿Cuánta frustración, decepción y sufrimiento podríamos ahorrarle a los pacientes, si los viéramos como seres humanos cuyos cuerpos funcionan como un todo integrado?

¿Cuánto bien le haríamos a la humanidad si fuéramos los médicos que ella necesita, con una visión holística del hombre, con un enfoque ecológico ambiental, respetando la herencia milenaria de la medicina vitalista y cumpliendo con un ejercicio profesional enmarcado en la deontología y la ética?.

Capítulo 6

María está vomitando sangre

María es una mujer de 43 años, recepcionista de hotel, quién presentó, la noche del 09 de Julio del 2016, un dolor abdominal intenso acompañado de náuseas, vómitos con sangre y un gran decaimiento general. Sus familiares la trasladaron a urgencias médicas donde la dejaron internada. Los primeros exámenes de laboratorio que le realizaron revelaron que tenía *anemia* intensa, con un valor de hemoglobina en 5 gramos (normal de 12 a 14 gramos), también tenía muy bajos los glóbulos rojos, en 1,2 millones/ml (normal de 3,5 a 5 millones/ml), los glóbulos blancos, en 3000/ml (normal de 4.5 a 10.000/ml) y las plaquetas, en 44.000/ml (normal de 150 mil a 450 mil/ml). En vista de estos resultados, fue valorada por un Hematólogo quién ordenó transfusiones de sangre y dijo que debía descartarse una *leucemia*.

Afortunadamente María logró estabilizarse en las primeras 24 horas, después de haber recibido 2 transfusiones de sangre y medicación intravenosa. El médico decidió egresarla para su casa con medicación oral y le dio una cita por el Servicio de Hematología para que acudiera en un mes, e iniciar los estudios para aclarar la sospecha de *leucemia*.

Buscando una segunda opinión, María me visitó cinco días después y estaba aprehensible y temerosa de que pudiera tener una *leucemia,* con la posibilidad de tener que someterse a un tratamiento de *quimioterapia*. Ella abrigaba la esperanza de encontrar otra solución, que le ofreciera una expectativa diferente a la que le había ofrecido la medicina convencional.

¿Qué opina la Medicina Convencional?

Existe una condición médica llamada *Aplasia Medular o Anemia Aplásica,* una enfermedad que pertenece al síndrome de falla de la médula ósea (lugar donde se fabrican las células de la sangre).

Se caracteriza por una reducción importante de los tres tipos de células que circulan en la sangre, los eritrocitos, los leucocitos y las plaquetas, lo que se conoce como *Pancitopenia.*

La incidencia de la *Anemia Aplásica* es de 0.6 a 6.1 casos por cada millón de habitantes y suele aparecer en tres momentos de la vida, el primer pico ocurre en la infancia, entre los 2 y 5 años, un pico más común ocurre entre los 15 y 30 años, y otro después de los 55 años. Dependiendo de la causa, hay dos tipos, la adquirida (80%) y la hereditaria (20%). Entre un 65 y 70% de los casos de aplasia medular (AM) adquirida, es de causa desconocida (idiopática), un 25% es debida a medicamentos y menos de 5% a una infección viral.

En la *aplasia medular*, como consecuencia de la falta de producción de células sanguíneas, los pacientes pueden presentar diferentes síntomas en un grado variable dependiendo de la intensidad del déficit. El déficit de glóbulos rojos (anemia) puede manifestarse con cansancio, debilidad, palidez, sensación de mareo, palpitaciones y dolor de cabeza. Como consecuencia del déficit en glóbulos blancos (leucopenia) pueden producirse úlceras en la boca e infecciones de manera continuada. El déficit en plaquetas (trombopenia) puede producir hematomas tras mínimos traumatismos, sangrado de encías, nariz o conjuntivas, así como hemorragias más graves en cualquier otro lugar del cuerpo.

El *diagnóstico* de anemia aplásica suele hacerse con dos tipos de exámenes :

*-Análisis de sangre : para detectar el descenso de todas las células de la sangre (pancitopenia).

*-Biopsia de médula ósea : es el examen confirmatorio. Un médico utiliza una aguja para extraer una pequeña muestra de médula ósea de un hueso grande del cuerpo, como el hueso de la cadera. En la anemia

aplásica, la médula ósea contiene una cantidad de células sanguíneas menor de la normal.

Los *tratamientos* para la anemia aplásica, que dependerán de la gravedad de tu afección y de tu edad, pueden incluir observación, transfusiones sanguíneas, medicamentos o trasplante de médula ósea. La anemia aplásica grave, en la que el recuento de células sanguíneas es extremadamente bajo, pone en peligro la vida y requiere hospitalización inmediata.

La anemia aplásica causada por medicamentos, como la que ocurre durante la quimioterapia contra el cáncer, generalmente mejora cuando se suspende la medicación. También existe una anemia aplásica relacionada con el embarazo, que suele mejorar una vez que este finaliza. En cualquier caso, si la anemia aplásica persiste después de desaparecer la medicación o el embarazo, hay que iniciar un tratamiento específico.

¿Qué opina la Medicina no Convencional?

Existen una serie de *factores de riesgo* que pueden incrementar las posibilidades de que una persona sufra de un cuadro de *anemia aplásica,* siendo los más comunes, los siguientes :

*-La quimio y radioterapia contra el cáncer

*-La exposición a sustancias tóxicas como pesticidas y solventes

*-Ciertos medicamentos de uso común

*-Enfermedades de la sangre, autoinmunidad e infecciones graves

*-En raras ocasiones, el embarazo.

Cuando una persona se vea expuesta a estos *factores de riesgo* debería estar muy vigilante de los posibles síntomas de una eventual *pancitopenia* y pedirle a su médico que le realice exámenes de sangre para vigilar el contaje de sus células sanguíneas.

Una vez que te hagan el diagnóstico de *anemia aplásica,* es recomendable seguir los consejos siguientes :

*-Suspende cualquier medicación que pudieras estar tomando y que pueda ser la causa de la anemia aplásica.

*-Realiza cambios en tu dieta y toma suplementos de minerales y vitaminas para aportarle suficientes nutrientes a tu médula ósea para ayudarla a fabricar células sanguíneas.

*-Toma medidas preventivas para ayudar a tolerar los síntomas y prevenir los problemas causados por la pancitopenia.

- Descansa para compensar la fatiga por anemia
- Evita los traumatismo que puedan causar sangrado
- Protégete de los gérmenes

*-Trabaja con tu médico para investigar y corregir la posible causa que está generando la aplasia medular.

¿Cuál fue el tratamiento seguido por María?

Al realizar la *Historia Clínica* a María había, un dato de gran interés. Ella había sido diagnosticada a los 23 años de edad de *Poliartritis Reumatoide* debido a dolores articulares generalizados que sufría de forma cíclica coincidiendo con las épocas de invierno; debido a ello, asistía a una consulta de *Reumatología* y estaba medicada con *Hidroxicloroquina*, un fármaco que consumía desde hace 10 años. Resulta que uno de los *efectos secundarios* de ese medicamento es que puede producir un cuadro de pancitopenia debido a una a*plasia medular,* tal y cual había sufrido María.

Era lógico plantearse la hipótesis de que María había presentado un cuadro de *Anemia Aplásica* secundaria a la acción tóxica de la *Hidroxicloroquina,* la cual tomaba desde hacía 10 años. A partir de esta hipótesis le indicamos el siguiente esquema de tratamiento :

a.-Suspensión inmediata y definitiva de la Hidroxicloroquina

b.-Dieta de protección gástrica con prebióticos, probióticos y glutamina, para evitar otro sangrado digestivo.

c.-Suplementación con multivitaminas y multiminerales

d.-Suplementación hematínica a base de hierro oral altamente concentrado asociado a vitaminas del grupo B y vitamina C para mejorar su absorción.

e.-Hongos medicinales tipo Reishi, Maitake, Shiitake, Cola de Pavo y Cordiceps como inmunoestimulantes.

f.-Aceite de hígado de tiburón, rico en *Alkilglicerol,* un compuesto que estimula la producción de glóbulos blancos en la médula ósea.

¿Cómo evolucionó María con el tratamiento indicado?

Dos meses después de haber suspendido la *hidroxicloroquina* y de estar cumpliendo un tratamiento de recuperación a base de nutrición y suplementación, María había mejorado de todos sus síntomas :

*-Desaparecieron los fenómenos hemorrágicos, como el sangrado de las encías y los vómitos con sangre.

*-Mejoró de los síntomas de anemia, la palidez, la fatiga física y mental

*-Se corrigieron sus exámenes de laboratorio : la hemoglobina subió a 14 gr, los eritrocitos a 4.5 millones, los leucocitos a 6000 y las plaquetas llegaron a 282 mil. La *Pancitopenia* se había resuelto.

*-El hematólogo descartó la necesidad de realizar la punción de la médula ósea al comprobar tanto la mejoría de los síntomas como la normalización de los resultados de laboratorio.

Seis meses después María seguía mostrando mejoría clínica, no había tenido ningún episodio de sangramiento bucal o digestivo y todos los síntomas de anemia habían desaparecido. Fue dada de alta del servicio de hematología y no ameritó ningún tratamiento ni procedimiento especial.

María fue seguida en la consulta de Medicina Integrativa por 3 años, hasta Julio 2019, cuando fue dada de alta y mantuvo la normalidad clínica y de laboratorio alcanzada desde el principio con el tratamiento indicado.

Conclusión y Discusión

La historia de María es un típico caso de *yatrogenia médica.* La palabra *yatrogenia* tiene por significado literal *provocado por el médico o sanador.* Es un daño en la salud, no deseado, ni buscado, causado o provocado como efecto secundario inevitable, por un acto médico legítimo y avalado, destinado a curar o mejorar una patología determinada.

Hay varias causas de yatrogenia :

◇ Error médico

◇ Negligencia médica o procedimientos inadecuados

◇ Errores al escribir la receta o receta difícil de descifrar.

◇ Interacción de los medicamentos recetados.

◇ Efectos adversos de los medicamentos recetados.

◇ No contemplar los efectos negativos del medicamento

◇ Uso excesivo de antibióticos que lleva a la resistencia

◇ Tratamientos no seguros

◇ Diagnóstico erróneo

◇ Ignorar los efectos negativos que produce un medicamento.

◇ Infecciones nosocomiales o intrahospitalarias

En un estudio publicado en la revista JAMA en Diciembre 1999 por la Dra. Bárbara Starfield, de la Escuela de Higiene y Salud Pública John Hopkins y basado en datos que provienen de estudios realizados en pacientes hospitalizados, reflejó cifras contundentes de muertes por yatrogenia médica. Se registraron 250.000 muertes por año, lo que constituye la tercer causa de muerte en los EEUU, después de la enfermedad cardiovascular y cáncer.

El análisis de esas 250.000 muertes causadas por yatrogenia médica arrojó las causas siguientes :

◇ 12.000 por cirugías innecesarias

◇ 8.000 por errores de medicación en hospitales

◇ 20.000 por otros errores en hospitales

◇ 80.000 por infecciones contraídas en hospitales

◇ 130.000 por efectos secundarios negativos de los medicamentos

El caso de María reúne todas las condiciones para catalogarlo de *yatrogenia médica,* y casi le cuesta la vida. Hubo yatrogenia en varias fases de su historia

*-Cuando su médico Reumatólogo le recomendó Hidroxicloroquina para tratar la artritis por tiempo prolongado, sin hacer controles de laboratorio rutinarios y rigurosos para detectar posibles efectos secundarios que requirieran reducir la dosis o la suspensión del medicamento.

*-Cuando el médico de guardia que la recibió en la sala de urgencia la noche del 09 de Julio del 2016 con un cuadro de sangramiento digestivo, no se percató que la paciente tomaba *hidroxicloroquina* por tiempo prolongado, un medicamento que puede producir un cuadro clínico de a*plasia medular* como efecto secundario.

*-Cuando el médico hematólogo que la evaluó esa noche, tampoco se percató de que la paciente estaba tomando *hidroxicloroquina* y por lo tanto, no se planteó la posibilidad de una *aplasia medular yatrogénica* como la causa que motivó todos los síntomas que la llevaron a la sala de urgencia hospitalaria

*-Cuando la paciente fue egresada de urgencia médica y le indicaron que siguiera tomando la hidroxicloroquina que le indicó el Reumatólogo para el tratamiento de la artritis.

Los *Efectos Secundarios* de los medicamentos farmacéuticos, representan uno de los principales *talón de Aquiles* de la medicina convencional, porque contradice el primer principio hipocrático de la medicina, *Primero no hacer daño,* y también es una de las principales razones por las cuales muchos pacientes se plantean cada día buscar una segunda opinión, menos perjudicial, para tratar sus problemas de salud.

La mayoría de los médicos ortodoxos no se preocupan en cerciorarse de que su paciente pudiera desarrollar un efecto secundario con la medicación que le está indicando, de hecho, muchos de ellos le dicen a sus pacientes *"no lea los prospectos de los medicamentos que le estoy recetando";* y tampoco se esfuerza por vigilar y monitorizar la medicación que el paciente toma por tiempo prolongado.

Con la finalidad de detectar el momento justo en el cual se debe bajar la dosis, suspender o cambiar la medicación, para evitar los posibles efectos secundarios que pueden deteriorar la calidad de vida del paciente o peor aún, amenazar su vida, tal y como ocurrió con María.

En opinión de muchos médicos, el creciente refinamiento de la medicina oficial hace inevitable que la frecuencia de las enfermedades yatrogénicas aumente cada día. No obstante, los riesgos pueden reducirse mejorando el adiestramiento de los médicos y ejerciendo una vigilancia regular de su práctica en todas las instituciones sanitarias. Por otra parte, la experimentación a que se someten los fármacos comerciales antes de ponerlos a la venta, debería ser exhaustiva, para disminuir la probabilidad de que produzcan reacciones inesperadas, y los ministerios de sanidad de todas las naciones deberían asegurar el cumplimiento de esta normativa, que lamentablemente, en la actualidad, está cada vez más cuestionada y en tela de juicio.

Capítulo 7
Ramón tiene la Cara Torcida

Ramón, un hombre de 46 años, se despertó la mañana del 12 de Mayo del 2018 con algo extraño en su rostro, le ardía el ojo derecho, casi no podía cerrarlo y le lagrimeaba, tenía la boca desviada a la izquierda, casi no podía hablar y el agua se le caía cuando la ingería, al mirarse al espejo se percató que tenía una expresión muy extraña, porque media cara estaba paralizada. Sintió pánico, pensó que podría ser irreversible y permanente y que además podría perder su trabajo, que es de cara al público.

Ramón se fue de inmediato a urgencias médicas donde lo examinó un Neurólogo y le dijo que tenía una *"Parálisis Facial Periférica"*. Para su sorpresa, no le indicaron *"ningún tratamiento"* y sólo le dijeron que pidiera cita con su médico de atención primaria, el cual lo vio 5 días después para darle referencia a fisioterapia y para que lo evaluara un médico otorrino. La cita para ambas referencias se la dieron para 45 días después y debía esperar ese tiempo, sin recibir ninguna clase de tratamiento.

La realidad de Ramón es que tenía media cara paralizada y tenía que esperar 45 días para ser atendido por los médicos especialistas que le indicarían un tratamiento para recuperarse de su trastorno y mientras tanto debía esperar todo ese tiempo sin ningún tratamiento.

Ramón hizo una búsqueda por internet y había dos puntos que le preocupaban :

1.-La importancia de iniciar el tratamiento en las primeras 72 horas de instalada la parálisis facial, para tener mayor probabilidad de recuperar la normalidad en el menor tiempo posible.

2.-Algunos casos pueden tardar en recuperarse de 3 a 6 meses, y peor aún, existe la posibilidad de que los síntoma no desaparecieran por completo y perduraran por tiempo indefinido.

Por esos motivos decidió buscar una segunda opinión, que le ofreciera una opción más esperanzadora de la que le ofreció el sistema sanitario oficial.

¿Qué opina la Medicina Convencional?

La parálisis facial periférica idiopática o primaria, es aquella que tiene comienzo agudo y no tiene causa conocida. En el pasado se asociaba con el enfriamiento brusco del rostro (parálisis a *frigore*), sin embargo, actualmente la etiología se atribuye a un proceso inflamatorio en el nervio debido a una infección viral (herpes virus). Es unilateral en un 99% de los casos. Provoca parálisis de los músculos inervados por la rama temporofacial y cervicofacial del nervio facial, ocasionando la pérdida total o parcial de los movimientos voluntarios, reflejos y automáticos de dichos músculos. Del lado afectado, se presenta :

- Aplanamiento de arrugas frontales,

- Descenso de la ceja,

- Imposibilidad de ocluir el párpado,

- Con epífora o lagrimeo.

- Cuando se le pide al paciente que cierre los ojos, el globo ocular del lado paralizado se dirige hacia arriba.

- El surco nasogeniano se borra, con desviación de la comisura bucal hacia el lado opuesto.

Otros síntomas pueden comprender :

- Dolor alrededor de la mandíbula y detrás del oído
- Zumbido en uno o ambos oídos,
- Dolor de cabeza y mareos
- Pérdida del gusto,

- Muy sensible al sonido del lado afectado
- Deterioro en el habla,
- Dificultad para comer o beber.

Con mayor frecuencia estos síntomas, que generalmente comienzan súbitamente y llegan al máximo en 48 horas, llevan a una distorsión facial significativa.

Normalmente los casos leves de parálisis de Bell desaparecen en el plazo de un mes, la recuperación de casos más graves que implican una parálisis total es variable.

Las complicaciones pueden incluir :

- Daño irreversible en el nervio facial

- Nuevo crecimiento anormal de las fibras nerviosas que ocasiona la contracción involuntaria de ciertos músculos cuando se intenta mover otros (sincinesia),

- Por ejemplo, cuando sonrías, es posible que se te cierre el ojo del lado afectado

- Ceguera parcial o total del ojo que no se cierra a causa de la sequedad excesiva y el raspado de la capa protectora transparente que cubre el ojo (córnea).

No hay pruebas específicas para la parálisis de Bell. El médico te revisará el rostro y te pedirá que muevas los músculos de la cara al cerrar los ojos, levantar las cejas, mostrar los dientes y fruncir el ceño, entre otros movimientos.

Otras enfermedades, como un accidente cerebrovascular, infecciones, la enfermedad de Lyme y tumores, también pueden causar debilidad muscular, que se puede confundir con la parálisis de Bell. Si no queda claro el origen de tus síntomas, es posible que el médico te recomiende otras pruebas, como las siguientes :

**-Electromiografía (EMG).* Esta prueba puede confirmar la presencia de lesión en los nervios y determinar su gravedad. La EMG mide la actividad eléctrica de un músculo en respuesta a un estímulo y la naturaleza y velocidad de la conducción de los impulsos eléctricos a lo largo del nervio.

Exploraciones de diagnóstico por imágenes. En ocasiones, será necesario realizar una resonancia magnética (RM) o una tomografía computarizada (TC) para descartar otras posibles fuentes de presión sobre los nervios faciales, como son los tumores o las fracturas de cráneo.

No existe una cura o curso estándar de tratamiento para la parálisis facial periférica primaria, el factor más importante en el tratamiento es eliminar la fuente del daño nervioso. Así también es importante iniciar el tratamiento en las primeras 72 horas cuando este indicado.

El tratamiento se divide en dos aspectos importantes, medicamentos y rehabilitación. El pronóstico para los individuos con parálisis facial periférica primaria es generalmente muy bueno, la extensión del daño nervioso determina el alcance de la recuperación, la mejoría es gradual y los tiempos de recuperación varían.

La mayoría se recupera completamente, regresando a su función normal dentro de los 3 a 6 meses. Para algunos, sin embargo, los síntomas pueden durar más tiempo. En algunos casos, los síntomas podrían no desaparecer nunca completamente.

¿Qué opina la Medicina no Convencional?

a.-Alimentación y Suplementación. Una de las medidas terapéuticas, cuando se tiene la enfermedad, es utilizar grandes dosis de vitamina B12, B6 y Zinc. Diversos estudios señalan los beneficios de esta terapia con vitaminas, que pueden ayudar al crecimiento nervioso. Los especialistas las recomiendan tomar en forma oral o mejor aún, inyectadas.

Otras medidas que pueden ayudar puede ser alimentarse saludablemente con verduras, vegetales y frutas frescas, evitando la carne roja, las harinas y el gluten. El selenio y el magnesio también ayudan el sistema inmunológico.

b.-La fisioterapia para estimular al nervio facial y ayudar a mantener el tono muscular puede ser beneficiosa para algunas personas. El masaje y los ejercicios faciales pueden ayudar a evitar las contracturas permanentes de los músculos paralizados antes de que se produzca la recuperación. El calor húmedo aplicado al lado afectado de la cara puede ayudar a disminuir el dolor.

c.-La acupuntura es una medida que puede servir de gran ayuda para acelerar la recuperación de la parálisis facial sirviendo de complemento al tratamiento farmacológico. Si se comienza a administrar dentro de las primeras dos semanas de iniciados los síntomas, contribuye a restablecer la sensibilidad y la función de los músculos afectados.

La acupuntura potencia el riego sanguíneo en la microcirculación facial, que ya sabemos que está disminuida en la parálisis facial. Algunos estudios sugieren que la acupuntura produce cambios en la *conectividad funcional del cerebro,* concretamente en el área somatosensorial primaria, que varía según el estado evolutivo de la enfermedad.

¿Cuál fue el tratamiento que recibió Ramón?

Ramón me consultó el 17 de Mayo 2018 y de inmediato iniciamos el tratamiento de su patología basándonos en 3 aspectos cruciales.

a.-Luchar contra la posible inflamación que pudiera padecer el nervio facial, usando un ciclo corto de *corticoides,* ya que estudios recientes han demostrado que la *"Prednisona"* es un tratamiento eficaz para la parálisis de Bell, reduce la inflamación e hinchazón, y pueden ser eficaces para mejorar la función facial al limitar o reducir el daño al nervio.

b.-Aportar nutrientes específicos para favorecer la recuperación del daño sufrido por la *vaina de mielina* de las fibras nerviosas del nervio facial afectado. Utilizamos vitamina B6, B12, Zinc y Glutatión por vía intravenosa.

c.-Estimulación del nervio facial afectado con acupuntura, aplicando 3 sesiones por semana para lograr un efecto más rápido y favorecer una recuperación de sus funciones en el menor tiempo posible.

¿Qué evolución tuvo Ramón?

Desde el primer día de tratamiento Ramón comenzó a notar mejoría de los síntomas clínicos, especialmente en la sequedad del ojo derecho y el cierre del párpado superior.

A la semana ya había mejorado un 50% y al cumplir 2 semanas, se logró una recuperación del 100% con desaparición completa de todos los síntomas y un restablecimiento completo de la movilidad de los músculos de la hemicara derecha.

Cuando se cumplieron los 45 días y Ramón acudió a las consultas de *otorrino* y *fisioterapia* que le fueron asignadas por el Servicio Médico convencional de la Seguridad Social, ya no había ningún indicio de la parálisis facial y le dieron el alta porque ya no necesitaba ningún tratamiento.

Ramón fue seguido con consultas trimestrales por 20 meses posteriores a su recuperación completa y se constató la persistencia de la normalidad hasta el momento del alta en Enero 2020.

Conclusión y Discusión

La experiencia médica vivida por Ramón nos permite destacar tres aspectos importantes :

1.-La *Indolencia* médica a la que tuvo que enfrentarse Ramón cuando buscó refugio en la Medicina Convencional para obtener la ayuda necesaria para superar su repentino problema de salud que lo sometió a unos días de angustia, miedo e incertidumbre, debido al pronóstico incierto del mismo. El Diccionario define la indolencia como : *"La incapacidad de conmoverse o sentirse afectado por algo. Pereza, desidia e insensibilidad, especialmente al dolor".*

La población en general se pregunta :

a.-¿Cómo es posible que el sentimiento de *indolencia* se haya anidado en las instituciones que prestan asistencia médica?

b.-¿Acaso no es *contradictorio* este sentimiento de *indolencia* con la sagrada misión profesional del médico?

c.-¿No representa la indolencia una *negación* de la vocación del médico?

d.-¿Qué esperanza le queda a los pacientes que se encuentran con un médico que los atiende con *indolencia*?

e.-¿Por qué se ha perdido el sentido de la compasión, el compromiso y la entrega en la práctica médica de la actualidad?

f.-Cabría preguntarse : ¿Cuál habría sido la evolución y el pronóstico de la parálisis facial que sufrió Ramón si hubiera seguido las putas recomendadas por los médicos que lo atendieron en la Seguridad Social?

2.-La alta efectividad demostrada por la *integración* de todos los tratamientos suministrados, tanto convencionales como no convencionales, ambos, bien documentados por la literatura médica. Ramón obtuvo una recuperación del 100% de sus síntomas y la desaparición completa de la parálisis facial en tan solo 2 semanas, con la aplicación de un tratamiento integrativo.

3.-Al comprobar los buenos resultados clínicos logrados en el caso de Ramón, me surgen tres inquietudes :

a.-¿Por qué motivo la medicina oficial no se puede permitir la posibilidad de tratar a los pacientes con parálisis facial primaria con un esquema similar al que utilizamos con Ramón?

b.-¿Por qué motivo la medicina convencional no se abre a la posibilidad de aplicar las terapias no convencionales soportadas con estudios científicos que demuestran su efectividad en el tratamiento de muchas enfermedades, en una especie de *integración* de estas terapias con las terapias convencionales, siempre buscando la mejor respuesta del paciente?

c.-¿Qué está pasando con la medicina?, ¿Por qué se ha distanciado de su objetivo fundamental, que es ayudar a recuperar la salud de los pacientes, siempre que sea posible, y usando todas las terapias basadas en evidencias científicas?

Capítulo 8
Felipe tiene un tumor en el colon

Felipe, un hombre de 51 años, se vio en la obligación de acudir a urgencias médicas la noche del 27 de Diciembre del 2017, debido a un dolor abdominal que acusaba hace 2 días, que se acompañó de varios vómitos y algo de fiebre. En urgencias le realizaron varias pruebas y concluyeron que tenía una *apendicitis aguda,* y lo enviaron a cirugía de inmediato.

Cuando el cirujano abrió el abdomen de Felipe quedó sorprendido, porque en vez de una apendicitis, se encontró con un *Tumor* de 7cm ubicado en el colon derecho, que tenía el aspecto de ser maligno. El cirujano extirpó todo el colon derecho (hemicolectomía) y varios ganglios sospechosos. El estudio del microscopio reveló que se trataba de un *Cáncer de Colon,* y dos de los ganglios extirpados también salieron positivos para cáncer.

A los pocos días le realizaron a Felipe una *Tomografía* de todo su cuerpo para investigar si había diseminación del tumor a otros órganos, encontrándose solamente dos metástasis pequeñas en el hígado. Por tal motivo, le planificaron tratamiento de *Quimioterapia* a partir de Febrero 2018. Le dijeron que el cáncer que padecía estaba en un estado avanzado (grado 4) porque ya se había diseminado a los ganglios y al hígado, y que la posibilidad de sobrevida a un año era baja, a pesar del tratamiento.

Felipe vino a mi despacho en Enero 2018 en busca de una segunda opinión médica y después de narrar su historia, manifestó que deseaba recibir tratamiento complementario con dos objetivos precisos :

1.-Incrementar las posibilidades de éxito del tratamiento de erradicación del cáncer, que estaba por recibir, a base de quimioterapia.

2.-Soportar mejor los efectos secundarios de la quimioterapia.

¿Qué opina la Medicina Convencional?

El cáncer de colon suele afectar a los adultos mayores, aunque puede ocurrir a cualquier edad. Por lo general, comienza como grupos pequeños benignos de células llamados pólipos que se forman en el interior del colon, y con el tiempo, algunos de esos pólipos pueden convertirse en cáncer.

En general, el cáncer de colon comienza cuando las células sanas del colon desarrollan cambios o mutaciones en su ADN. A medida que las células se acumulan, forman un tumor y con el tiempo, las células cancerosas pueden crecer para invadir y destruir el tejido normal cercano y además, pueden trasladarse a otras partes del cuerpo para formar depósitos allí, lo que se denomina, *metástasis*.

Existen algunos *Factores de Riesgo* que incrementan la posibilidad de que alguien desarrolle un cáncer de colon, estos son :

*-Tener más de 60 años de edad

*-Consumir carnes rojas y embutidos de forma excesiva

*-Tener antecedentes familiares de cáncer de colon

*-Haber padecido de cáncer de mama

*-Tener pólipos en el colon

*-Sufrir de colitis ulcerativa o Enfermedad de Crohn

Los principales *signos de alarma* que pueden hacer sospechar de la existencia de un cáncer de colon, son los siguientes :

*-Presencia de sangre en las heces

*-Cambios en los hábitos de evacuación

*-Estreñimiento con reducción del grosor de las heces

*-Excrementos de color negro o muy oscuros

*-Sensación de defecar después de haber evacuado

*-Cansancio y debilidad persistente y de causa desconocida

*-Cólicos y/o dolor abdominal persistente

*-Pérdida inexplicable de peso

El despistaje temprano del cáncer de colon debe hacerse a partir de los 50 años de edad y al menos una vez cada dos años. Consiste en la realización de dos pruebas :

*-Sangre oculta en las heces

*-Calprotectina fecal

Si se demuestra la presencia de sangre en las heces y/o la calprotectina es mayor de 50mg, el paciente debe ser llevado a una colonoscopia para investigar la causa de esas alteraciones.

Las pruebas por imagen que se emplean para el diagnóstico y determinar la extensión del cáncer de colon, incluyen :

*-Colonoscopia : para visualizar y biopsiar el tumor en el colon

*-Tomografía o Scanner : para evaluar si el tumor se ha diseminado

*-Resonancia magnética : para evaluar la extensión local del tumor

*-Colonografía con TAC : si no fue posible realizar la colonoscopia.

Si te han diagnosticado cáncer de colon, el médico te puede recomendar ciertas pruebas para determinar la extensión del cáncer. La clasificación de la etapa ayuda a determinar qué tratamientos son los más apropiados para ti. En muchos casos, es posible que la etapa del cáncer no se determine completamente hasta después de la cirugía de cáncer de colon.

En las etapas más bajas, el cáncer se limita al revestimiento del interior del colon. Cuando alcanza la etapa IV, el cáncer se considera avanzado y se ha diseminado (metástasis) a otras áreas del cuerpo.

El tratamiento del cáncer de colon depende de la etapa o gravedad del tumor. Las posibilidades de tratamiento son :

1.-Polipectomia : extirpación de un pólipo malignos pequeño durante la colonoscopia.

2.-Mucosectomía : es la extirpación de un pólipo grande que incluye una porción de la mucosa del colon, mediante colonoscopia.

3.-Laparoscopia : es una cirugía mínima por vía abdominal para extirpar pólipos que no se pudieron extraer por colonoscopia.

4.-Hemicolectomia : es la extirpación de la mitad del colon (derecha, transversa o izquierda) cuando el tumor es de grado avanzado. También incluye la extirpación de ganglios sospechosos de metástasis.

La *quimioterapia* utiliza medicamentos para destruir las células cancerosas, generalmente se administra después de la cirugía si el cáncer es de gran extensión o se ha diseminado a los ganglios linfáticos. De esta manera, la quimioterapia puede matar cualquier célula cancerosa que permanezca en el cuerpo y ayudar a reducir el riesgo de recurrencia del cáncer. Asimismo, la quimioterapia se podría usar antes de una operación para reducir un cáncer de gran extensión, de modo que sea más fácil de extirpar con cirugía. La quimioterapia también se puede usar para aliviar los síntomas del cáncer de colon que no se puede extirpar con cirugía o que se ha diseminado a otras partes del cuerpo. En ocasiones, se combina con radioterapia.

La *radioterapia* utiliza fuentes de energía poderosas, como rayos X y protones, para destruir las células cancerosas. Se puede utilizar para reducir el tamaño de un cáncer grande antes de una operación, de modo que se pueda extirpar más fácilmente. Cuando la cirugía no es una opción, se puede usar radioterapia para aliviar los síntomas, como el dolor.

La *inmunoterapia* es un tratamiento farmacológico que utiliza tu sistema inmunitario para combatir el cáncer. Es posible que el sistema inmunitario de tu cuerpo, que combate la enfermedad, no ataque el cáncer, porque las células cancerosas producen proteínas que impiden que las células del sistema inmunitario reconozcan a las células cancerosas.

La inmunoterapia funciona interfiriendo en ese proceso y generalmente se reserva para el cáncer de colon avanzado. El médico podría pedirte que te hagan pruebas para determinar si es probable que las células cancerosas respondan a este tratamiento.

Los *cuidados paliativos* se trata de una atención médica especializada que se concentra en brindar alivio del dolor y de otros síntomas de una enfermedad seria. Los equipos de cuidados paliativos tienen como objetivo mejorar la calidad de vida de las personas con cáncer y sus familiares. Esta forma de atención se ofrece junto con los tratamientos curativos. Cuando los cuidados paliativos se utilizan junto con todos los otros tratamientos correspondientes, las personas con cáncer pueden sentirse mejor y vivir más.

¿Qué opina la Medicina no Convencional?

La Oncología Integrativa combina los conocimientos de la oncología oficial con aquellos conocimientos de medicinas tradicionales y complementarias con probada evidencia científica. La selección de los tratamientos se realiza buscando fundamentos científicos satisfactorios.

Existe evidencia científica sobre los beneficios de la acupuntura, la fitoterapia y otras terapias complementarias, para paliar los síntomas de los efectos secundarios de la quimioterapia y radioterapia. Gracias a la combinación de ambos tipos de tratamiento se tolera mejor los ciclos de quimioterapia sin necesidad de su interrupción por disminución de la inmunidad o por graves efectos secundarios.

Desde la visión de la Oncología Integrativa consideramos de especial importancia la relación entre la célula tumoral y el espacio extracelular. Se ha demostrado científicamente que cuando modificamos las condiciones del espacio extracelular, se modifica el comportamiento de las células tumorales.

No es suficiente atacar la célula tumoral, también es necesario nutrir, desintoxicar, oxigenar y normalizar el ph del espacio extracelular, para que una vez acabados los ciclos de tratamiento de quimioterapia y radioterapia, el cuerpo se encuentre en el estado más óptimo para evitar las recidivas tumorales.

Desde la Oncología Integrativa, consideramos de extrema importancia potenciar el sistema inmunitario, porque es básico para el control del crecimiento tumoral como también se ha demostrado científicamente. Con los tratamientos de quimioterapia la inmunidad queda muy afectada, por lo tanto es fundamental intentar recuperarla lo más rápidamente posible. Para lograrlo, la Oncología Integrativa utiliza fitoterapia, acupuntura, medicina orthomolecular (vitaminas, minerales, aminoácidos, coenzimas y probióticos), nutrición, entre otros.

También se considera fundamental normalizar los niveles en sangre de hormonas relacionadas con el estrés, Ya que se ha comprobado que algunos tumores tienen receptores para la adrenalina en sus membranas y al unirse a ellos, se incrementa el crecimiento de las células tumorales y su capacidad para producir metástasis.

Por ello en oncología integrativa se le concede mucha importancia a las técnicas mente-cuerpo como el yoga o la meditación y la acupuntura para regular el estrés.

En EEUU, ya algunos hospitales de reconocido prestigio en oncología, cuentan con un departamento de Oncología Integrativa, como Sloan Kettering Cáncer Center, y MD Cáncer Anderson Center, entre otros.

¿Cuál fue el tratamiento recibido por Felipe?

Felipe cumplió 2 ciclos de quimioterapia (Folfox) al mes, durante un período de seis meses, para un total de 12 ciclos, y cada ciclo tenía una duración de tres días.

Desde el punto de vista de *Terapia Complementaria,* siguiendo el enfoque de la *Oncología Integrativa,* Felipe recibió dos tipos de tratamiento :

a-Ambulatorio :

- Dieta y alimentación anti cáncer
- Jugoterapia alcalina anti cáncer
- Suplementos naturales anti cáncer
- Apoyo psicológico anti cáncer

b.-Ingresado en Clínica :

- Complejo B, minerales y oligoelementos intravenosos
- Vitamina C y Glutatión intravenosos
- Peróxido de hidrógeno y DMSO intravenosos

Todo el tratamiento complementario fue suministrado a lo largo de los seis meses que duró su quimioterapia y solo se le suspendía 48 horas antes y después de la misma para evitar interacciones.

¿Cuál fue la evolución clínica de Felipe?

Felipe evolucionó de forma excelente, a juzgar por los resultados obtenidos

*-No presentó los efectos secundarios clásicos de la quimioterapia como caída del cabello, náuseas, vómitos, diarrea, dolor abdominal y llagas en la boca. Apenas presentó algo de pérdida de sensibilidad en manos y pies en los últimos 2 meses.

*-Siempre mantuvo sus valores hemáticos (hemoglobina, leucocitos y plaquetas) dentro de los valores normales y por ese motivo nunca le fue suspendido ningún tratamiento de quimioterapia.

*-La TAC control que le realizaron en Agosto 2018 no demostró presencia tumoral, ni en el colon, ni en los ganglios y habían desaparecido las dos metástasis que tenía en el hígado.

Ante estos resultados, los oncólogos tratantes decidieron *suspender* la quimioterapia. Luego le planificaron un seguimiento trimestral con PECT-TAC que se realizó en Noviembre 2018 y luego en Febrero 2019 observándose los mismos resultados. Finalmente se pasó a un seguimiento anual, siendo su último PEC-TAC en Febrero 2020, donde se evidenció estabilidad clínica sin sospecha de recidiva tumoral o metástasis.

Conclusión y Discusión

La Oncología convencional mantiene su posición a ultranza de que el paciente oncológico no debe recibir ninguna clase de tratamiento complementario de soporte mientras recibe el tratamiento a base de quimioterapia, inmunoterapia o radioterapia.

De hecho, la mayoría de los oncólogos le dicen a sus pacientes, y hasta se lo dan por escrito, que durante su tratamiento oncológico no debe tomar ninguna vitamina, mineral, antioxidante, plantas medicinales, etc, ya que estos tratamientos pueden afectar los efectos de la quimioterapia y hasta fortalecer las células malignas y hacerlas más resistentes al tratamiento.

En contrapartida, se ha desarrollado una nueva modalidad médica denominada *Oncología Integrativa,* soportada y apoyada por múltiples investigaciones científicas, edición de libros y revistas, celebración de eventos científicos internacionales, cursos de formación académica y creación de centros hospitalarios en las principales ciudades de muchos países del mundo. También existen publicaciones de libros escritos por médicos que han sobrevivido al cáncer, después de haber incorporado las terapias complementarias.

El caso de Felipe refleja los beneficios que puede recibir un paciente oncológico, quién además de su tratamiento convencional de cirugía y quimioterapia, también recibió tratamiento complementario, logrando transitar los 6 meses sin reflejar efectos secundarios relevantes y además, alcanzar la erradicación de los signos de metástasis apreciados en su primer PEC-TAC post cirugía.

Resulta algo escandalosa la contraposición de estos dos enfoques de tratamiento en los pacientes oncológicos. Es inaceptable que los pacientes deban acudir a un centro privado para recibir esta clase de tratamientos complementarios, cuya eficacia ha sido demostrada en miles de publicaciones científicas y centros médicos de investigación de prestigio internacional.

Por qué los servicios de Oncología de los hospitales convencionales no solo no aceptan estas evidencias científicas, que se divulgan en muchos países, sino que además, descalifican, bloquean y hasta asumen una posición rebelde y radical contra las mismas, sin importar los beneficios que le puedan aportar a los pacientes en materia de calidad de vida, ahorro de sufrimiento y alargamiento de la sobrevivencia.

Sólo nos queda hacernos una serie de preguntas para invitar a la reflexión de cada lector, y no caer en el terreno de las especulaciones:

1.-Si hay tantas evidencias científicas procedentes de diferentes países, hospitales, investigadores y organizaciones internacionales, que demuestran los beneficios del enfoque integrativo en el tratamiento oncológico : ¿Por qué motivo la Oncología convencional que se practica en la mayoría de los hospitales públicos, que dependen de un presupuesto gubernamental, y que acogen a la gran mayoría de estos pacientes, no acepta estas evidencias y no incorpora este enfoque de tratamiento de forma regular?

2.-¿Dónde queda en todo este debate, el derecho de los pacientes oncológicos a recibir un tipo de tratamiento que les garantice los mínimos efectos secundarios posibles, le permita gozar de una buena calidad de vida y mejorar el pronóstico de sobrevida de una enfermedad tan impactante y devastadora como lo es el cáncer?

3.-¿Dónde queda la responsabilidad individual de cada médico convencional, que por mandato ético, está obligado a mantenerse actualizado en los avances de la medicina, con la finalidad de ofrecerle a sus pacientes los tratamientos más eficaces y beneficiosos posibles, con el objetivo de garantizarle una buena calidad de vida y la superación de la enfermedad, siempre que sea posible?

4.-¿Por qué los Colegios de Médicos no asumen el debate planteado en torno a este tema, y basándose en los principios postulados en el Código Deontológico, que deben hacer cumplir a los médicos, no defienden los derechos de los pacientes oncológicos a recibir los beneficios de un enfoque médico más justo y humanizado?.

5.- ¿Por qué motivo la Organización Mundial de la Salud, que ha fijado pautas específicas para la incorporación de las terapias complementarias en los sistemas sanitarios oficiales en el lapso del 2011 al 2023, no asume una posición clara y definitiva en el tema de la Oncología Integrativa?

6.- ¿Por qué los líderes políticos que dirigen los gobiernos de los países democráticos de occidente no hacen cumplir el mandato constitucional del derecho inalienable a la salud, y legislan en torno al tema del tratamiento de los pacientes oncológicos en todos los hospitales públicos?

7.-¿Existen intereses económicos de gran escala ocultos detrás de este debate, ya que las compañías farmacéuticas que fabrican los medicamentos quimioterapéuticos ven en la práctica de la Oncología Integrativa una amenaza seria a sus ganancias multimillonarias?

Capítulo 9
El TDAH de Esteban nos preocupa

Esteban es un joven adolescente de 15 años que llevaba 3 años tomando 2 medicamentos psicotrópicos (*Rubifen y Concerta*) que le recetó el psiquiatra que le había diagnosticado *Trastorno por déficit de atención e hiperactividad (TDAH),* basado en el siguiente historial que reportaron sus padres :

.-No podían mantenerlo quieto en clase, cantaba y se movía mucho.

.-Rendimiento escolar malo, llegó a los 8 años sin saber leer.

.-Repitió sexto (6to) grado de primaria.

.-En la casa siempre era un conflicto para que se pusiera a estudiar.

.-Recibió ayuda de Psicopedagoga por 4 años.

.-Superó el primero curso de educación secundaria con dificultad

.-Actualmente cursa el 2do curso de educación secundaria con muchas dificultades en el rendimiento académico.

Los padres lo trajeron a mi consulta porque Esteban estaba acusando efectos secundarios de la medicación, se quedaba dormido en todas partes, nada le despertaba interés, tenía muy poco apetito, pérdida de peso, dolor de cabeza muy frecuente, taquicardia y nerviosidad.

Aprovechando que cada año el médico le suspende la medicación por 4 meses en el período vacacional del verano, sus padres deseaban intentar un tratamiento diferente para el trastorno de Esteban, que no conllevara tantos efectos secundarios que afectaran su calidad de vida, como le estaba pasando con el tratamiento psiquiátrico que estaba siguiendo.

¿Qué opina la Medicina Convencional?

El trastorno por déficit de atención e hiperactividad es una afección crónica que afecta a millones de niños y a menudo continúa en la edad adulta. Entre los factores de riesgo del TDAH se pueden incluir :

*-Familiares consanguíneos, padres o hermanos, con TDAH y otro trastorno de salud mental

*-Exposición a toxinas ambientales, como el plomo, que se encuentra principalmente en la pintura y las tuberías

*-Drogas, alcohol o tabaquismo por parte de la madre durante el embarazo

*-Nacimiento prematuro

Aunque la *causa exacta* del TDAH no está clara, las investigaciones continúan. Los factores que pueden estar involucrados en su padecimiento incluyen la genética, el medio ambiente o problemas con el sistema nervioso central en momentos clave del desarrollo.

Existen tres subtipos de TDAH :

*-Falta de atención predominante, representa el 56% de los casos

*-Conducta hiperactiva/impulsiva predominante. El 8% de los casos

*-Combinado. Representa el 36% de los casos

El TDAH no causa otros problemas psicológicos o de desarrollo. Sin embargo, los niños con TDAH son más propensos que otros a tener afecciones como:

◈ Trastorno de oposición desafiante, hacia las figuras de autoridad

◈ Trastorno de conducta antisocial

◈ Trastorno de desregulación disruptiva del estado de ánimo

◈ Discapacidades de aprendizaje, de lectura, escritura, y comunicación

◈ Abuso de sustancias, incluidos drogas, alcohol y tabaquismo

◈ Trastornos de ansiedad, y obsesivo compulsivo (TOC)

◈ Trastornos del estado de ánimo, incluidos depresión y bipolar

◈ Trastorno del espectro autista (TEA)

◈ Tic nervioso o síndrome de Tourette.

El TDAH puede dificultar la vida de los niños, porque :

◇ A menudo luchan en el aula, lo cual puede llevar al fracaso académico y al juicio de otros niños y adultos

◇ Tienden a tener más accidentes y lesiones de todo tipo que los niños que no tienen TDAH

◇ Tienden a tener baja autoestima

◇ Son más propensos a tener problemas para interactuar con sus compañeros y los adultos, y para ser aceptados por ellos

◇ Están en mayor riesgo de abuso de alcohol y drogas, y de otras conductas delictivas

Por lo general, un niño no debe recibir un diagnóstico de TDAH a menos que los síntomas centrales comiencen temprano en la vida (antes de los 12 años) y creen problemas significativos en el hogar y en la escuela de manera continua.

No hay una prueba específica para el TDAH, pero es probable que la tarea de diagnosticar incluya un examen médico, recopilación de información, entrevistas o cuestionarios, aplicación de los criterios para el TDAH del Manual Diagnóstico y Estadístico de los Trastornos Mentales (DSM-5)

Una serie de afecciones médicas o sus tratamientos pueden causar signos y síntomas similares a los del trastorno por déficit de atención/hiperactividad. Por ejemplo:

◇ Problemas de aprendizaje o del lenguaje
◇ Trastornos del estado de ánimo, como depresión o ansiedad
◇ Trastornos convulsivos
◇ Problemas de visión o audición

◇ Trastorno del espectro autista

◇ Problemas médicos o medicamentos que afectan la conducta

◇ Trastornos del sueño

◇ Lesión cerebral

Los tratamientos estándar para el TDAH en los niños incluyen :

- Medicamentos.
- Terapia conductual.
- Asesoramiento.
- Servicios educativos.

Estos tratamientos pueden aliviar muchos de los síntomas del TDAH, pero no lo curan. Puede llevar un tiempo determinar qué funciona mejor para tu hijo.

Actualmente, los medicamentos psicoestimulantes son los más comúnmente recetados para tratar el TDAH.

- Anfetaminas : Dexedrine o Vyvance
- Metilfenidato : Ritalin o Concerta

Algunas investigaciones indican que el uso de medicamentos estimulantes para el TDAH en pacientes con ciertos problemas cardíacos puede ser una preocupación. El riesgo de ciertos síntomas psiquiátricos puede aumentar cuando se usan medicamentos estimulantes.

¿Qué opina la Medicina no Convencional?

Los niños con TDAH a menudo logran beneficios con la psicoterapia, la capacitación en habilidades sociales, la capacitación en habilidades parentales y el asesoramiento, que pueden ser proporcionadas por un psiquiatra, un psicólogo, un trabajador social u otro profesional de la salud mental. Algunos niños con TDAH también pueden tener otras afecciones como un trastorno de ansiedad o depresión. En estos casos, el asesoramiento puede ser de ayuda tanto para el TDAH como para el problema coexistente.

Algunos tipos de estas terapias incluyen :

- Terapia familiar
- Psicoterapia Conductista
- Capacitación parental
- Capacitación social
- Psicoterapia infantil

¿Por qué deben los padres intentar primero la terapia conductual antes de tratar con algún medicamento?

*-La terapia conductual les da a los padres las habilidades y estrategias para ayudar a su hijo.

*-La terapia conductual ha demostrado ser tan eficaz como los medicamentos para tratar el TDAH en niños pequeños.

*-Los niños pequeños tienen más efectos secundarios por los medicamentos para el TDAH que los niños mayores.

*-No se han estudiado bien los efectos a largo plazo de los medicamentos para el TDAH en los niños pequeños.

La Agencia de Investigación y Calidad de la Atención Médica (AHRQ) revisó en el 2010 todos los estudios existentes acerca de las opciones de tratamiento para niños con TDAH en edad pre-escolar. En la revisión se encontró evidencia suficiente para recomendar la capacitación de los padres en terapia conductual como una buena opción de tratamiento para los niños de menos de 6 años con síntomas de TDAH y para las conductas perturbadoras en general.

En la revisión también se identificaron cuatro programas para padres de niños pequeños con TDAH que redujeron los síntomas y las conductas problemáticas :

◈ Programa de Crianza Positiva "Triple P".

◇ Programa de crianza "Años Increíbles".
◇ Terapia de interacción entre padre e hijo.
◇ Programa de crianza para padres de niños con TDAH.

Existen algunos estudios que han reportado la relación entre el TDAH y ciertos alimentos, y de esos estudios podemos destacar lo siguiente :

1.-Los 5 alimentos que se deben evitar en el TDAH

- Azúcar : produce hiperactividad
- Gluten : la intolerancia produce TDAH
- Leche : intolerancia a lactosa afecta el cerebro
- Aditivos : los colorantes causan hiperactividad
- Edulcorantes artificiales : aumentan el riesgo TDAH

2.- Los 5 alimentos que se deben incluir :

- Omega 3 : mejoran comportamiento y memoria
- Hierro : reduce la hiperactividad
- Probióticos : evita la Neuroinflamación
- Proteínas : mejora enfoque y concentración
- Complejo B : reduce los síntomas del TDAH

En los últimos años, la *acupuntura* se ha convertido en una terapia complementaria popular para los niños que sufren de TDAH. La acupuntura auricular, específicamente, ha demostrado ser más eficaz. Dado que el oído puede ser estimulado a través de procedimientos no invasivos, es el tratamiento preferido por los niños. El oído puede ser utilizado solo o en combinación con la acupuntura corporal a través de la estimulación de puntos específicos con agujas, electricidad, láser, u otros dispositivos.

La herbología china y la acupuntura son a menudo la primera opción para los niños con TDAH, debido a la naturaleza segura de las terapias. Desde 1980 se han realizado numerosos ensayos clínicos que utilizan hierbas chinas solamente para ayudar a los niños con TDAH, la mayoría de esos ensayos informaron resultados alentadores. Otros estudios han demostrado que la acupuntura logra una eficacia clínica relativamente buena en el tratamiento del TDAH, en particular para los subtipos hiperactivo y mixto. Por otra parte, las tasas de recurrencia después del tratamiento son bajos. Por lo tanto, este es un tipo de tratamiento eficaz para este trastorno, que merece ser popularizado.

¿Cuál fue el tratamiento seguido por Esteban?

Cuando comencé a trabajar con Esteban lo primero que observé fue que su alimentación contenía :

.-Abundante consumo de leche de vaca y diversos derivados lácteos como quesos, mantequilla, yogurt, etc.

.-Abundante consumo de carnes rojas y embutidos como jamón, chorizo y hamburguesas

.-Abundante consumo de golosinas cargadas de colorantes y aditivos alimentarios

.-Abundante consumo de bebidas carbonatadas como coca-cola y similares.

Considerando que la literatura médica ha reportado que existe una relación estrecha entre :

a.-El consumo de alimentos azucarados, cargados de edulcorantes artificiales y ciertos colorantes añadidos como aditivos, tales como la *tartracina, rojo cochinilla, aspartamo y ácido ortofosfórico,* y una mayor incidencia de TDAH, con menor respuesta al tratamiento convencional.

b.-La carencia de ciertos nutrientes específicos como vitaminas del grupo B, vitamina D, aminoácidos como triptófano y ácidos grasos del tipo omega 3, especialmente DHA, representa un factor de riesgo para padecer de TDAH.

Decidimos seguir el tratamiento siguiente :

*-Implementar una dieta libre de gluten, y del tipo FODMAP, eliminando los excesos de azúcares fermentativos, además de substituir los lácteos, carnes rojas y embutidos por alternativas vegetales y ecológicas.

*- Incluir un esquema de suplementos nutricionales buscando mejorar su estado nutricional general y también cerebral y observar el impacto de esta medida en la evolución de sus síntomas de TDAH.

Finalmente incluimos una sesión semanal de acupuntura durante los primeros 2 meses y luego cada 15 días por los siguientes 2 meses, para un total de 4 meses de tratamiento.

¿Cuál fue la evolución de Esteban con este tratamiento?

Después de concluidos los primeros cuatro meses de tratamiento observamos una serie de cambios clínicos en Esteban.

*-Recuperó su apetito y ganó 5 kilogramos en los cuatro meses que duró el tratamiento.

*-No hubo episodios de cefalea en ningún momento durante la duración del tratamiento.

*-Desaparecieron la fatiga, cansancio y falta de energía que le impedían hacer deportes

*-Se registró menos ansiedad y nerviosismo para realizar sus actividades diarias de rutina.

*-Mejoró significativamente la sensación de hiperactividad y manifestó mejora en la concentración y memoria.

Después de observar esta mejoría clínica en Esteban, sus padres decidieron no regresar a la medicación psicotrópica que estaba tomando anteriormente, después que reinició las clases escolares regulares.

Después de un año de seguimiento con estabilidad en los síntomas y mejoría de su rendimiento académico fue dado de alta de la consulta médica.

Conclusiones y Discusión

El TDAH es un diagnóstico que se está incrementando de forma muy vertiginosa en las últimas décadas. Tal vez sea el diagnóstico más común dado a los niños en los Estados Unidos. Más del 10% de los varones y el 5% de las niñas sufren de este trastorno, según la Academia Americana de psicología infantil y adolescente (AACAP).

En la actualidad, algunos niños diagnosticados de TDAH, en realidad no lo eran, simplemente eran niños demasiado felices o inteligentes, que superaban la capacidad de manejo y comprensión de un sistema educativo cada vez más intolerante.

Una gran parte de los padres que tienen un hijo con este problema tienen la sensación de que el sistema educativo está utilizando este diagnóstico para *etiquetar* a cualquier niño que se salga de la norma, resulte demasiado inquieto, y represente una mayor carga de trabaja para los docentes, los cuales, al parecer, reflejan un nivel cada vez más bajo de tolerancia y prefieren lidiar con un salón de niños drogados con *Ritalin,* que con uno lleno de niños normales, sanos, inquietos, y cargados de energía, que demandan mayor atención, dedicación y buena docencia por parte de sus maestros.

Pareciera que se está abusando del diagnóstico de TDAH y los Psiquiatras se complacen en etiquetar de este trastorno a todos los niños que son referidos por el sistema educativo para que le indique un medicamento que los mantenga *sentados en sus sillas* y no les den mucho trabajo a sus maestros.

El tratamiento convencional del TDAH es a través de la prescripción del estimulante metilfenidato (Ritalin), cuya producción se ha incrementado siete veces en la década de 1990 solamente, y se administra continuamente a los pacientes cada vez más jóvenes.

El elemento que despierta gran preocupación a los padres de estos niños que toman psicoestimulantes, son los efectos secundarios de los mismos. Por una parte, pueden generar trastornos físicos, como sequedad de boca, náuseas, insomnio, palpitaciones, molestias digestivas, fatiga, pérdida del apetito y manchas en la piel, los cuales afectan la calidad de vida del niño; Por otra parte, también pueden causar o exacerbar otros trastornos psiquiátricos como depresión, comportamiento suicida, hostilidad, psicosis y manía.

A largo plazo, muchos padres se ven atrapados en la trampa de la farmacodependencia y en la triste realidad de que buscando ayudar a sus hijos y complacer a sus maestros, terminan cambiando un trastorno psiquiátrico leve, el TDAH, por otro de mucha mayor gravedad, como una depresión severa o una psicosis infantil.

Resulta altamente lamentable que a pesar de que hay muchas publicaciones, basadas en estudios científicos serios, de la efectividad del tratamiento combinado de cambios en la alimentación, suplementación nutricional de apoyo para modular la neurotransmisión química cerebral, y terapia para equilibrar la microbiota intestinal y regular las funciones del llamado eje intestino-cerebro; la mayoría de los psiquiatras se limitan a instaurar únicamente el tratamiento farmacológico estándar, y casi nunca exploran otras opciones, como los tratamientos complementarios y las terapias psicológicas conductuales que también han resultado de gran ayuda en el manejo de estos niños.

El resultado final de la historia de Esteban es que volvió a ser un niño y recuperó el esplendor de su infancia, la cual le había sido arrebatada por la combinación de un sistema educativo intolerante y un psiquiatra ortodoxo, que se limitó a indicar un tratamiento psicotrópico, sin considerar otras formas de tratamientos menos agresivos. Y lo más grave y doloroso, es que nunca le importó, los terribles efectos secundarios que llenaron de tristeza la vida de este niño y la de sus familiares.

Capítulo 10
Yadira ha perdido mucho peso

Yadira es una mujer de 36 años que en Mayo 2017, su médico de cabecera le diagnosticó una infección digestiva por helicobacter pylori y le indicó tratamiento a base de antibióticos (*Pylera*) por 10 días. Una semana después de completado este tratamiento comenzó con picor en todo el cuerpo, aumento de tamaño de los ganglios del cuello, dolores musculares y articulares progresivos y generalizados. Después de un par de semanas aparecieron molestias digestivas, gases, flatulencias, ardor y sensación de quemazón en el estómago, hinchazón intestinal y una progresiva intolerancia a un número cada vez mayor de alimentos, motivo por el cual fue restringiendo la cantidad y tipo de alimentos que ingería diariamente.

Posteriormente comenzó a perder peso lentamente y en ese momento decidió consultar al médico. Entre Junio y Diciembre 2017 fue evaluada por un médico de familia, un internista, un neurólogo y medicina ambiental. Le realizaron una gran diversidad de análisis de laboratorio, incluyendo sofisticadas pruebas bioquímicas, determinación de metales pesados y minerales en la raíz del cabello, estudio de microbiota y análisis genético para Celiaquía, pruebas reumatológicas, inmunológicas y gastroscopia.

Yadira nos visitó en Marzo 2018, estaba extremadamente delgada, lucía pálida y desnutrida, solo pesaba 35 Kilos para una altura de 1,56cm. Usaba una mascarilla, tenía retención líquida y algunos hematomas en las extremidades inferiores, se quejaba de dolores en todo el cuerpo y dijo que ella venía porque le habían diagnosticado *Fibromialgia, Síndrome de Fatiga crónica y Síndrome de Sensibilidad Química Múltiple.*

Llevaba una dieta muy restringida con pocos alimentos, y había probado múltiples tratamientos farmacológicos y naturales y no toleraba ninguno de ellos por su sensibilidad química. Comentó que solo podía tolerar los suplementos nuevos por una semana y al cabo de ese tiempo comenzaba a rechazarlos con una serie de síntomas.

También comentó que había investigado por *Internet* las tres patologías que le habían diagnosticado y que todos los síntomas coincidían con los que ella tenía y que todos los médicos visitados habían probado diferentes tratamientos, incluyendo la administración de vitaminas y minerales intravenoso sin lograr ninguna mejoría.

Habían tres aspectos que nos llamó la atención de su historia clínica, que fueron los siguientes :

a.-Nos percatamos que Yadira permanecido 2 horas en la consulta, dentro de una clínica, donde habían pacientes, médicos y enfermeras, con múltiples olores y exposición a estímulos ambientales variados y que no haya manifestado ninguna molestia, incluso sin usar la mascarilla. Eso nos hizo dudar del diagnóstico de *Sensibilidad Química Múltiple*.

b.-Encontramos a Yadira muy bien informada sobre los tres diagnósticos que le habían dado y prácticamente *recitaba* todos los síntomas que había leído en *Internet*.

c.-Notamos *incoherencias* entre lo que la paciente señalaba, lo que decía su cónyuge y lo que decía en los informe médicos que presentó. Esto nos despertó *dudas* sobre la certeza de sus diagnósticos.

En vista de estas observaciones decidimos hacer un pequeño experimento. Preparamos 3 recipientes con agua y le dijimos a Yadira que necesitábamos hacer una prueba de sensibilidad para planificar un posible tratamiento, y le presentamos los tres botes enumerados, de la forma siguiente :

- Bote # 1 : le dijimos que contenía un *remedio Homeopático*
- Bote # 2 : le dijimos que contenía *multiminerales*
- Biote # 3 : le dijimos que contenía *vitaminas del grupo B*

Después de probar el contenido de cada uno de los botes, con una diferencia de 30 minutos entre cada uno, Yadira acusó los siguientes síntomas :

- Bote # 1 : le generó *ardor del cuero cabelludo* y *quemazón de la piel*
- Bote # 2 : le generó *presión en la cabeza y ardor en el estómago*
- Bote # 3 : le generó *presión en el esófago y escalofríos generalizados*

Al terminar el experimento Yadira comentó que en vista de las *reacciones* que había experimentado, era evidente de que no podía recibir tratamiento con ninguno de los contenidos probados, y finalmente preguntó ¿con qué tipo de tratamiento pensábamos resolver sus patologías tan serias y complejas, si ella no toleraba prácticamente ninguna sustancia?

Luego le revelamos a Yadira que los tres botes del experimento solo contenían *agua* y por lo tanto, no había una explicación física de los síntomas que ella había sentido al probar el contenido de los mismos, y que por ese motivo nosotros nos inclinamos a pensar que la *raíz* de sus enfermedades no estaba en su cuerpo sino en su *mente* y en vista de ello, nos parecía que el primer paso debería ser una visita al *psicólogo* para evaluar la posibilidad de que se tratara de un cuadro de *Anorexia Nerviosa*.

¿Qué opina la Medicina Convencional?

La *Fibromialgia* es un trastorno caracterizado por dolor musculoesquelético generalizado acompañado de fatiga, problemas de sueño, memoria y estado de ánimo. Los investigadores creen que la fibromialgia amplifica las sensaciones dolorosas al afectar la forma en que su cerebro procesa las señales de dolor. Los síntomas a veces comienzan después de un trauma físico, cirugía, infección o estrés psicológico significativo. En otros casos, los síntomas se acumulan gradualmente con el tiempo sin un solo evento desencadenante. Las mujeres tienen más probabilidades de desarrollar fibromialgia que los hombres. Muchas personas que tienen fibromialgia también tienen dolores de cabeza por tensión, trastornos de la articulación temporomandibular (ATM), síndrome del intestino irritable, ansiedad y depresión. Si bien no existe cura para la fibromialgia, una variedad de medicamentos pueden ayudar a controlar los síntomas. Las medidas de ejercicio, relajación y reducción del estrés también pueden ayudar.

*El Síndrome de fatiga crónica e*s un trastorno complejo caracterizado por fatiga extrema que no puede atribuirse a ninguna enfermedad preexistente.

La fatiga puede empeorar con la actividad física o mental, pero no mejora con el descanso. Esta afección también se conoce como «enfermedad sistémica por intolerancia al esfuerzo» o «encefalomielitis miálgica». A veces, se abrevia «EM/SFC». La causa del síndrome de fatiga crónica es desconocida, aunque existen muchas teorías, que van de las infecciones virales al estrés psicológico. Algunos expertos creen que el síndrome de fatiga crónica puede desencadenarse por una combinación de factores.

La Sensibilidad química múltiple es un síndrome crónico de origen desconocido, por el que el paciente experimenta una gran variedad de síntomas recurrentes, que implican a varios órganos y sistemas, relacionados con la exposición a diversas sustancias en dosis muy bajas, tales como alimentos o productos químicos ambientales. Los síntomas pueden mejorar cuando se evita la exposición a ellos. Suele afectar a mujeres de mediana edad y se desarrolla de forma solapada y progresiva. Suele acompañarse también de intolerancia a medicamentos, alimentos y de otro tipo. Con frecuencia cursa con enfermedades asociadas, especialmente el síndrome de fatiga crónica.

¿Qué opina la Medicina no Convencional?

La *Anorexia nerviosa* es un trastorno alimentario caracterizado por un peso corporal anormalmente bajo, un miedo intenso a aumentar de peso y una percepción distorsionada del peso. Las personas con anorexia valoran mucho el control de su peso y su forma, haciendo esfuerzos extremos que tienden a interferir significativamente con sus vidas. No importa cuánto peso se pierda, la persona sigue temiendo el aumento de peso. La anorexia no se trata realmente de comida. Es una forma extremadamente malsana y, a veces, potencialmente mortal de tratar de hacer frente a los problemas emocionales. Cuando tienes anorexia, a menudo identificas la delgadez con la autoestima.

Se desconoce la *causa* exacta de la anorexia, probablemente sea una combinación de factores biológicos, psicológicos y ambientales.

Biológico. Puede haber cambios genéticos que hagan que algunas personas tengan un mayor riesgo de desarrollar anorexia. Algunas personas pueden tener una tendencia genética hacia el perfeccionismo, la sensibilidad y la perseverancia, todos los rasgos asociados con la anorexia.

Psicológico. Algunas personas con anorexia pueden tener rasgos de personalidad obsesivo-compulsivos que facilitan seguir dietas estrictas y renunciar a la comida a pesar de tener hambre. Pueden tener un impulso extremo por el perfeccionismo, lo que les hace pensar que nunca son lo suficientemente delgados. Y pueden tener altos niveles de ansiedad y participar en una alimentación restrictiva para reducirla.

Ambiental. La cultura occidental moderna enfatiza la delgadez. El éxito y el valor a menudo se equiparan con estar delgado. La presión de grupo puede ayudar a alimentar el deseo de ser delgada, especialmente entre las niñas.

Los signos y síntomas físicos de la anorexia pueden incluir :

◈ Pérdida de peso extrema

◈ Apariencia delgada con hinchazón de brazos y/o piernas

◈ Recuentos sanguíneos anormales

◈ Fatiga, insomnio, mareos o desmayos

◈ Decoloración azulada de los dedos.

◈ Cabello que se adelgaza, se rompe o se cae

◈ Cabello suave y velloso que cubre el cuerpo.

◈ Ausencia de menstruación

◈ Estreñimiento y dolor abdominal.

◈ Piel seca o amarillenta y signos de Deshidratación

◈ Intolerancia al frío

◈ Ritmos cardíacos irregulares y presión arterial alta

Los signos y síntomas emocionales y conductuales pueden incluir:

◈ Preocupación por la comida,

◈ Saltarse comidas con frecuencia o negarse a comer

◈ Negación del hambre o excusas para no comer

◈ Comer solo algunos alimentos "seguros"

◈ Adoptar comidas rígidas o rituales de alimentación

◈ No querer comer en público

◈ Mentir sobre cuánta comida se ha ingerido

◈ Miedo a aumentar de peso y se pesan repetidamente

◈ Comprobación frecuente en el espejo en busca de defectos

◈ Quejarse de estar gordo o tener partes del cuerpo gordas

◈ Cubrirse con capas de ropa

◈ Estado de ánimo plano (falta de emoción)

◈ Retiro social, irritabilidad e insomnio

◈ Interés reducido en el sexo

La anorexia puede tener numerosas complicaciones, como :

◈ Anemia y pérdida de masa muscular

◈ Prolapso de la válvula mitral, arritmias o insuficiencia cardíaca

◈ Pérdida ósea (osteoporosis), lo que aumenta el riesgo de fracturas.

◈ En las mujeres, ausencia de período

◇ En los hombres, disminución de la testosterona.

◇ Gastrointestinales, como estreñimiento, hinchazón o náuseas.

◇ Potasio, sodio y cloruro en sangre bajos y problemas de riñones

Las personas con anorexia también suelen tener otros trastornos de salud mental. Pueden incluir:

◇ Depresión, ansiedad y otros trastornos del estado de ánimo.

◇ Trastornos obsesivo compulsivos

◇ Abuso de alcohol y sustancias

◇ Autolesiones, pensamientos suicidas o intentos de suicidio.

El tratamiento para la anorexia generalmente se realiza mediante un enfoque de equipo, que incluye médicos, profesionales de salud mental y dietistas, todos con experiencia en trastornos alimentarios. La terapia contínua y la educación nutricional son muy importantes para la recuperación.

El primer objetivo del tratamiento es recuperar un peso saludable. No puede recuperarse de la anorexia sin volver a tener un peso saludable y aprender una nutrición adecuada.

Los involucrados en este proceso pueden incluir:

*-Su familia, que probablemente participará en ayudarlo a mantener hábitos alimenticios normales

*- Su médico de atención primaria, para brindarle atención médica y supervisar sus necesidades calóricas y el aumento de peso.

*- Un dietista, que ofrecerá orientación para volver a los patrones de alimentación habituales, incluidos los planes de alimentación

específicos y requisitos calóricos que lo ayuden a alcanzar sus objetivos de peso.

*- Un psicólogo u otro profesional de la salud mental que pueda trabajar con usted para desarrollar estrategias de comportamiento que lo ayuden a recuperar un peso saludable.

Uno de los mayores desafíos en el tratamiento es que es los pacientes no deseen tratamiento. Las barreras pueden incluir:

◈ Pensar que no necesita tratamiento

◈ Temiendo el aumento de peso

◈ No ver la anorexia como una enfermedad, sino como estilo de vida.

Las personas con anorexia pueden recuperarse. Sin embargo, tienen un mayor riesgo de recaída durante períodos de alto estrés o durante situaciones desencadenantes. La terapia continua o las citas periódicas durante momentos de estrés pueden ayudarlo a mantenerse saludable.

¿Cuál fue el tratamiento y la evolución de Yadira?

Yadira fue evaluada por la Psicólogo del equipo de salud quien después de cinco sesiones emitió el informe siguiente :

.-Yadira procede de un hogar con demasiada *sobreprotección* y tiene una hija de 3 años con quien repite el mismo esquema de *sobreprotección*.

.-Desde niña aprendió a ocultar sus sentimientos, desarrolló muchos miedos, y dudas, y tomaba el control por medio del peso y la comida.

.-Tiende a tener expectativas no realistas con ella misma y de las demás personas de su entorno como padres, hermanos y amigos.

.- A pesar de ser exitosa en su trabajo y familia, se siente incapaz de llevar el hogar, inepta, defectuosa, y no tienen sentido de identidad, y por eso trata de tomar control de su vida enfocándose en su apariencia física para obtener ese control.

.-Experimenta un marcado aislamiento social, excesivo cansancio, sueño, irritabilidad, agresión, vergüenza, culpa y depresión[1].

.-Yadira ha desarrollado un *Trastorno de la Conducta Alimentaria*, basando en la comida todos sus pensamientos y actos que forman parte de su cotidianidad, sintiéndose hiperdependiente de esa idea, con lo cual el alimento se ha convertido en el eje a partir del cual gira su vida y su mundo de relación.

.-La conclusión final es que se trata de un cuadro de **Anorexia Nerviosa** donde la excesiva y obsesiva preocupación por su figura física y su peso han sido enmascarada por la supuesta *Fibromiaalgia, Síndrome de Fatiga Crónica y Síndrome de Sensibilidad Química Múltiple* que le diagnosticaron.

A partir de la conclusión de la psicólogo diseñamos un enfoque de tratamiento *integrativo* basado en :

a.-Tratamiento Psicológico; orientado a conseguir cambios duraderos en los pensamientos distorsionados y las emociones negativas relacionados con el peso, la silueta y el tamaño corporal en su sistema de valores para construir o recuperar una identidad que ayude a la paciente a sentirse bien consigo misma, para no tener que recurrir al control/descontrol alimentario frente a los retos y problemas que le plantea la vida.

.-Se fomentó la autoestima de la paciente en cada sesión . Se le ayudó a encontrar sus propios valores, ideales y objetivos sin dejarse influir por el entorno.

.-Se orientó a la familia para que le comunicara a la paciente, con claridad, la preocupación que se siente por ella, la convicción de que necesita tratamiento, y la voluntad de proporcionarle apoyo emocional, financiero o de cualquier otro tipo.

.-Evitar concentrarse en su aspecto. Comentarios como "¡estás muy delgada!" o "¡come que estás muy flaca!" solo pueden lograr que la paciente se obsesione más con su aspecto corporal.

---

1.   https://es.wikipedia.org/wiki/Depresi%C3%B3n

.-No obligarla a que coma, ni criticarle sus actitudes, pues eso probablemente incrementará su depresión y hará que se obceque en sus comportamientos. Es preciso tener paciencia.

.-No establecer comparaciones entre la paciente y las personas de su entorno.

.-Intentar que la situación no altere la vida familiar y evitar los sentimientos de culpa o de autocompasión.

.- Se trabajó en la re-educación de la paciente en hábitos de alimentación juiciosos, manteniendo una relación persona-comida relajada y natural.

.-Se trabajó para evitar los pensamientos *autodestructivos* y los puntos de vista poco realistas sobre la relación comida-aspecto-felicidad.

b.-Tratamiento Nutricional; se le planificó una dieta balanceada y saludable, con un menú rotativo de 4 semanas para evitar las intolerancia alimentarias. Además se le suministró suplementación nutricional para recuperar las carencias nutricionales que se detectaron en las analíticas, como la hipovitaminosis D, B12, anemia, etc.

c.-Tratamiento Médico; se implementó un seguimiento médico mensual para monitorizar la evolución clínica y de laboratorio asegurando la recuperación nutricional, ganancia de peso y estabilización de todas las funciones orgánicas, evitando el daño de cualquier órgano por la carencia de nutrientes.

La evolución de Yadira fue altamente satisfactoria y su recuperación nutricional y psicológica fue progresiva en el curso de los ocho meses que duró su tratamiento, alcanzando su peso ideal, la recuperación de todas las carencias nutricionales observadas y la normalización de todas las variables de laboratorio. La paciente fue evaluada trimestralmente en el 2019 y en vista de no haber recaídas y mantenerse normal fue dada de alta en Enero 2020.

Conclusiones y Discusión

a.-En 1970 La Organización Mundial de la Salud (OMS) definió la Salud como : *"el completo estado de bienestar biológico, piscológico y social, y no solamente la ausencia de enfermedad".* Sin embargo, la Medicina convencional mantiene su enfoque *biologicista* y casi nunca considera los aspectos psicológicos y sociales en la etiología y tratamiento de la enfermedad.

b.-Este caso clínico ilustra dramáticamente esta realidad. Yadira duró nueve meses rotando de médico en médico, haciéndose un sin fin de costosas pruebas de laboratorio y realizándose variados tipos de tratamientos sin obtener resultados favorables, porque la raíz de su problema estaba en su mente y no en su cuerpo, y ninguno de los médicos consultados en esos nueve meses consideró esa posibilidad.

c.-El abordaje terapéutico *integrativo* donde se manejaron los aspectos psicológicos, nutricionales y médicos de forma simultánea y progresiva lograron recuperar a Yadira de su trastorno de salud e insertarla en su vida normal después de ocho meses de tratamiento.

d.-También es importante destacar que Yadira nunca padeció de *Fibromialgia, Síndrome de Fatiga Crónica y Síndrome de Sensibilidad Química Múltiple.* Solo fueron *etiquetas* colocadas por los médicos consultados, quienes no supieron distinguir que la mayoría de los síntomas acusados por Yadira eran parte de su trastorno de conducta alimentaria y no patologías médicas específicas, que lejos de ayudar a resolver su problema, contribuyó a incrementarlo.

e.-Nuestra mente es poderosa y la manera con la cual administramos nuestras emociones directamente influye en nuestra salud global. De ahí la idea de que un gran número de enfermedades dependen de la interacción entre nuestro espíritu y nuestras emociones.

Estas son las llamadas enfermedades psicosomáticas. Son definidas como las que son provocadas por culpa del estrés, a causa de la tensión, de los cambios radicales en el modo de vida y de las emociones. No cabe duda que todos estos factores pueden influir sobre nuestro aspecto físico y provocar problemas de salud. Muchos estudios demuestran que nuestras emociones influyen de manera determinante en las enfermedades cardíacas y mentales, los dolores de estómago, etc. La acumulación de tensión tiene, a menudo, repercusiones sobre el cuerpo.

f.-El mejor modo de controlar y de evitar las *enfermedades psicosomáticas* consiste en prevenir el estrés y adaptar nuestras respuestas físicas ante situaciones que nos ponen nerviosos o que generan tensión.

Observa tus emociones y tus sentimientos, la manera cómo tu cuerpo reacciona ante una crisis o una situación concreta. Así es más fácil determinar si lo que hacemos afecta directamente a nuestra salud.

Es esencial efectuar actividades para *combatir el estrés,* teniendo por ejemplo un hobby o haciendo ejercicio. Estos son buenos modos de desconectar y de desprenderse de lo que produce tensiones y genera malestar.

Es muy importante aprender a resolver los conflictos utilizando la inteligencia emocional de las partes afectadas. Las *enfermedades psicosomáticas* aparecen muy a menudo porque acumulamos tensiones generadas por nuestros problemas en lugar de buscar soluciones. Es importante encontrar alternativas para liberar nuestro espíritu y nuestro cuerpo del estrés provocado por los problemas diarios.

Capítulo 11
Luis ya no puede con su Asma

Luis es un hombre de 36 años, jardinero de oficio, que me visitó en Abril del 2012 refiriendo que desde hace 2 años cursaba con cuadro repetitivo de tos húmeda con expectoración verde amarillenta y algunas veces con estrías de sangre, congestión nasal, picor de garganta, apretamiento en el pecho y sensación de falta de aire sobre todo en las mañanas. Ha sido evaluado por médico neumonólogo quien le diagnosticó *rinofaringitis crónica y bronquitis asmatiforme* recurrente y persistente, y le indicó tratamiento a base de aerosol, vacunoterapia, antialérgicos y antibióticos, todo lo cual ha cumplido rigurosamente por más de un año sin observar ningún cambio en sus síntomas. Luis decidió consultarme buscando una segunda opinión, con la esperanza de encontrar una solución diferente que le aporte mejores resultados que los obtenidos hasta ahora.

Cuando le realizamos la historia clínica, Luis nos brindó la información siguiente :

*-No tenía antecedentes de alergias en su infancia o adolescencia

*-No había historia familiar de alergias respiratorias y asma bronquial

*- No había historia de consumo de cigarrillo u otras drogas

*-Sufre de 3 episodios de sinusitis al año desde que es jardinero

*.-Consumía muchos lácteos, embutidos, comida rápida, golosinas, zumos de bote, galletas y helados.

Sospechamos que debía haber un factor *Laboral,* que tuviera relación con sus síntomas respiratorios, ya que no tenía una historia clara de asma alérgica familiar.

Por ese motivo le realizamos una serie de exploraciones a Luis, y aislamos un hongo de sus vías respiratorias, llamado : *Aspergillus Níger.*

Con estos resultados concluimos que el cuadro respiratorio de Luis correspondía a una *Aspergilosis Pulmonar* con afectación de senos paranasales (sinusitis crónica), bronquial (bronquitis recurrente) y broncoespasmo persistente (cuadro asmatiforme).

¿Qué opina la Medicina Convencional?

La aspergilosis es una infección causada por un tipo de moho (hongo). Las enfermedades que derivan de la infección aspergilosis generalmente afectan al aparato respiratorio, pero los signos y la gravedad varían mucho. El moho aspergillus, el cual desencadena las enfermedades, está en todas partes, tanto en interiores como al aire libre. La mayoría de las cepas de este moho son inofensivas, pero unas pocas pueden causar enfermedades graves cuando las personas con sistemas inmunitarios debilitados, enfermedad pulmonar subyacente o asma inhalan sus esporas fúngicas.

El riesgo de desarrollar aspergilosis depende de tu estado general de salud y del grado de exposición al moho. En algunas personas, las esporas desencadenan una reacción alérgica. Y otras personas contraen infecciones pulmonares leves o graves. El tipo más grave de aspergilosis, ocurre cuando la infección se disemina a los vasos sanguíneos y más allá. Según el tipo de aspergilosis, el tratamiento puede comprender observación, medicamentos antimicóticos o, en casos inusuales, cirugía.

Las personas que están expuesta al *Aspergillus,* pueden manifestar diferentes cuadros clínicos, siendo los más frecuentes, los siguientes:

1.-Reacciones alérgicas

Algunas personas que tienen asma tienen una reacción alérgica al moho aspergillus. Los signos y síntomas de esta afección, conocida como aspergilosis broncopulmonar alérgica, incluyen los siguientes:

◇ Fiebre

◇ Tos que puede expulsar sangre o tapones de moco

◇ Empeoramiento del asma

2.-Aspergiloma

Ocurre cuando el Aspergillus invade las cavidades pulmonares de una persona que padece de enfisema, sarcoidosis o tuberculosis, formando unos bultos de hongos llamados *Aspergiloma,* que pueden producir lo siguientes síntomas :

◇ Una tos que a veces puede expulsar sangre (hemoptisis)
◇ Sibilancia
◇ Falta de aire
◇ Pérdida de peso involuntaria
◇ Fatiga

3.-Aspergilosis invasiva

Este es el tipo más grave de aspergilosis. Se produce cuando la infección se extiende rápidamente desde los pulmones al cerebro, el corazón, los riñones o la piel.

La aspergilosis invasiva solo se produce en personas cuyo sistema inmunitario está debilitado como consecuencia de la quimioterapia para el cáncer, el trasplante de médula ósea o una enfermedad del sistema inmunológico. Si no se trata, este tipo de aspergilosis puede ser mortal. Los síntomas son :

◇ Fiebre, escalofríos y falta de aire.
◇ Una tos que produce sangre (hemoptisis)
◇ Dolor en el pecho o en las articulaciones
◇ Dolores de cabeza o síntomas en los ojos
◇ Lesiones en la piel

El diagnóstico de Aspergilosis requiere de varias pruebas, como radiografía de tórax, cultivo del esputo o secreción respiratoria, y algunas veces hasta biopsia de tejidos.

El tratamiento de la Aspergilosis requiere del uso de *antimicóticos* para eliminar el hongo y de *corticoides,* para controlar la reacción alérgica asmatiforme. En algunas ocasiones se puede requerir cirugía para extirpar los *Aspergilomas.*

¿Qué opina la Medicina no Convencional?

*-Alimentos y alergias respiratorias

Ocurre, sin saberlo, que muchas personas con asma y alergias respiratorias sufren graves crisis potenciadas por el consumo de leche y derivados lácteos. Muchas veces estas intolerancias a los lácteos ocasionan unos efectos secundarios en los que no se llega a identificar el causante.

El consumo de la leche ocasiona en algunas personas intolerantes a este alimento: retención de líquidos, digestiones difíciles y un aumento de la densidad de la mucosidad que ocasiona problemas respiratorios.

También puede ocurrir que la intolerancia sea hacia otro alimento que forma parte de la dieta habitual y que esté propiciando las crisis respiratorias. Una persona con alergia no debería consumir alimentos con más de 20 miligramos por kilo de histaminas. La leche cruda puede tener 360 mg, la pasteurizada de 10 a 165 mg y los quesos curados entre 500 y 700 mg. La histamina es una molécula altamente alérgica.

Además de la leche conviene limitar de la dieta, las carnes rojas, los embutidos, ahumados, fermentados, las grasas saturadas, las grasas hidrogenadas, los edulcorantes artificiales, las bebidas carbónicas y las conservas en general.

Haga una dieta personalizada y equilibrada. Coma variado, abundantes ensaladas, verduras de hoja verde y frutas, pescado blanco y azul, carnes blancas, legumbres y cereales. La comida vegana también es otra opción muy buena, aunque los derivados fermentados de la soja tienen niveles muy altos de histamina.

*-Antimicóticos naturales

El ácido caprílico es un tipo de ácido graso saturado beneficioso que tiene propiedades antibacterianas, antivirales, antifúngicas y antiinflamatorias. Junto con el ácido cáprico y el ácido láurico, el ácido caprílico es uno de los tres ácidos grasos primarios que se encuentran en el aceite de coco. Tomado internamente, ayuda a reducir naturalmente el crecimiento de la levadura dentro del tracto gastrointestinal al tiempo que ayuda a las bacterias beneficiosas a prosperar.

Debido a que el ácido caprílico actúa como un agente natural para combatir los hongos, se cree que puede penetrar en las membranas celulares de las células y hacer que mueran, desintoxicando el tracto digestivo y acelerando el proceso de curación.

¿Qué tipo de tratamiento recibió Luis?

Debido a la presencia de Aspegillus en las muestras de esputo de Luis, le indicamos el tratamiento siguiente :

a.-Educación Nutricional

*-Substitución de la leche de vaca por bebidas vegetales de avena, arroz.

*-Substitución de lácteos por tofu, mantequilla vegetal y yogurt de soja.

*-Substitución de los embutidos cárnicos por derivados vegetales

*-Substitución del café por cereales a base de roibos y achicori

*-Eliminación de todo tipo de alimento a base de hongos y levaduras

*-Dieta Fodmap para eliminar el exceso de azúcares fermentativos

b.-Suplementación Nutricional

*-Anti hongos naturales : ácido caprílico y palo de arco

*-Antibióticos naturales : cápsulas de ajo, pomelo y árbol del té

*-Plantas Bronquiales : Eucalipto, Drossera, Gordolobo, Boswelia

*-Antoixidantes : vitamina C, Selenio, Zinc, ácido lipoico

*-Aceites vegetales extra vírgenes : aceite de perita

c.-Medicación específica anti hongos :

- Itraconazol; 100mg mañana y noche por 30 días

¿Cuál fue la evolución de Luis?

Después de completar 15 días de tratamiento farmacológico y dos meses de nutrición y suplementación, Luis mostró una excelente evolución médica. Desapareció la dificultad respiratoria y con ello la necesidad de usar los *aerosoles broncodilatadores,* también mejoró significativamente de la tos con expectoración mucosa espesa, los síntomas de sinusitis, su exploración física evidenció la desaparición de los ruidos bronquiales que se apreciaron en la primera consulta.

Los cultivos del exudado nasal y del esputo resultaron negativos para hongos y bacterias. Igualmente la radiografía control evidenció mejoría de la de sinusitis crónica y la bronquitis.

Se le dieron recomendaciones a Luis para usar protección respiratoria estricta en su medio laboral para evitar una reinfección por hongos y lo sometimos a un control médico trimestral con radiografía y cultivos de exudado nasal y esputo por seis meses sin evidenciarse ninguna reactivación de la infección . También le recomendamos mantener los cambios dietéticos y tomar de forma intermitente plantas medicinales y suplementos nutricionales.

Después de 9 meses de seguimiento, evidenciando estabilidad de la mejoría clínica lograda, además de comprobar el cumplimiento por parte de Luis de todo lo recomendado, lo dimos de alta de la consulta.

Conclusiones y Discusión

En muchos hospitales de Europa, y del mundo, los médicos que laboran en ellos, están obligados a seguir un *protocolo* que ha sido establecido por un comité de médicos expertos.

Según este modelo de trabajo, una vez que el médico ha recogido los síntomas y signos principales que acusa el paciente, debe seguir lo establecido por el *protocolo* , que en la mayoría de los casos, está computarizado y al cual tienen acceso todos los médicos que forman parte de la plantilla de cada hospital.

El *protocolo* establece cuáles son los diagnósticos posibles para los síntomas y signos anotados, indica los exámenes de laboratorio y/o pruebas especiales que se deben pedir, los medicamentos recomendados para ese caso en particular, basados casi siempre en el *alivio sintomático,* y también establece los criterios que debe reunir el paciente para ser referido a un especialista o a la sala de urgencias médicas, si el caso lo requiere.

Todos los médicos deben seguir fielmente el *protocolo* cada vez que atienden a un paciente y cuando no lo hacen, deberán ofrecer una argumentación sólida y convincente, de lo contrario, será amonestado por los directivos del hospital.

El estilo de trabajo hospitalario basado en el seguimiento del *protocolo,* es justificado por los que lo defienden, argumentando una serie de ventajas administrativas que ofrece, como son :

1.-Ayuda al médico a canalizar a cada paciente de forma rápida, lo cual optimiza el tiempo dedicado a cada paciente en consulta, y ello ha permitido establecer un tiempo mínimo por consulta que ronda entre 5 y 10 minutos.

2.-Como el sistema del *protocolo* permite optimizar el tiempo que cada médico dedica a los pacientes, incrementa el rendimiento hospitalario en materia de *cantidad*, lo cual es uno de los parámetros con el cual compiten los hospitales para moverse en un ranquin nacional e internacional de calidad hospitalaria.

c.-El sistema médico basado en el *protocolo* también permite optimizar los *recursos materiales,* ya que los médicos deben seguir las recomendaciones sobre exámenes de laboratorio, pruebas especiales y medicamentos indicados, evitando la divagación y las pruebas solicitadas en forma errática, especialmente por parte de los médicos más jóvenes.

d.-Como el *protocolo* establece claramente los criterios que debe reunir el paciente para ser referido a una consulta especializada o urgencias médicas, en teoría, generaría una *descongestión* en ambos sectores, permitiendo así, el uso *optimizado* tanto del tiempo contratado de los médicos especialistas, como los recursos humanos de que dispone la sala de urgencias médicas, que opera las 24 horas del día los 7 días de la semana.

e.-Finalmente, los defensores del modelo médico del *protocolo*, afirman que este sistema permite reducir el *error médico* ya que existe una *unificación de criterios,* establecida por los médicos más experimentados, y que debe ser seguida por todos los médicos, especialmente los más jóvenes y menos experimentados.

La realidad, no obstante, ha demostrado que el sistema médico basado en el *protocolo* está muy lejos de ser un modelo ideal para el manejo de los pacientes hospitalarios, y en la práctica, han surgido una cantidad de inconvenientes que comprometen seriamente la calidad de este modelo de asistencia médica, generando en consecuencia un lamentable *deterioro* en la naturaleza de la asistencia médica ofrecida y comprometiendo de esta forma, la salud de los pacientes, sometiéndolos muchas veces a situaciones que ponen en peligro su vida. Por ejemplo :

a.-Como consecuencia de contar con un tiempo asignado por paciente, que ronda los 10 minutos, la mayoría de los médicos ha dejado de hacer una historia clínica completa, saltándose el *examen físico* del paciente.

Este tipo de atención médica representa una *desvirtualización* del acto médico en sí, que puede ser muy provechoso para los fines administrativos y políticos del hospital, pero que resulta totalmente incoherente y nocivo tanto para el paciente, como para el médico.

b.-La relación *médico-paciente* se ha perdido, el médico, por lo tanto, nunca puede llegar a conocer bien a su paciente y de esta forma, las probabilidades de caer en el error médico son muy grandes.

c.-El *acto médico* se ha deshumanizado, ya que lo que debería ser una conversación entre dos personas, basada en la *escucha atenta* y el *interrogatorio dirigido*, para obtener información precisa, se ha convertido en el acto de *rellenar un formulario* para seguir una guía de pasos emitidos por un ordenador.

d.-El paciente ha sido despojado de su condición de *persona enferma* y le han robado su derecho de poder hablar y explicar lo que siente, de todos sus síntomas, de sus temores y angustias, de lo que piensa y ha deducido de su propio malestar; y en lugar de ello, ha sido convertido en un *emisor de datos* puntuales que son requeridos para aportar información a un ordenador, quién, en última instancia será el que dictará los pasos a seguir, previamente establecidos en un *protocolo preciso.*

e.-El médico ha sido despojado de su condición de *profesional de la salud,* ya que su capacidad de pensar, analizar, contrastar, deducir y concluir, basado en sus conocimientos teóricos y su experiencia clínica, le ha sido negada; y en lugar de ello, ha sido convertido en un *secretario calificado,* cuyo trabajo es obtener de forma rápida los principales datos emitidos por el paciente para rellenar un formulario y obtener una respuesta de un ordenador con la indicación de los pasos que debe seguir, sin derecho a discrepar y mucho menos de salirse del *protocolo.*

f.-La asertividad y eficacia de la asistencia médica ofrecida bajo el modelo del *protocolo* es muy pobre y mediocre.

Ya que al eliminar el *acto médico verdadero*, se crean las condiciones para caer en el *error o iatrogenia* médica y de ésta forma los pacientes reciben tratamientos que resultan inapropiados la mayoría de las veces, y sus enfermedades llegan a un nivel crítico, que los obliga a buscar la atención en las salas de urgencias para ser hospitalizados y resolver por este medio lo que se pudo haber resuelto en una consulta médica realizada bajo el paradigma de una verdadera relación *médico-paciente*.

g.-El riesgo de *fallar* en el objetivo de *resolver el problema* de la mayoría de los pacientes, no solo genera consultas repetidas, en la búsqueda desesperada de una respuesta coherente y asertiva para resolver una enfermedad, con el consiguiente incremento del *gasto* en recursos económicos y humanos; sino que además, y esto es lo más grave, pone en peligro la salud y la vida de muchos pacientes que deambulan como judíos errantes de consulta en consulta, buscando una solución, mientras que sus enfermedades avanzan inexorablemente, ante la mirada perniciosa de un sistema médico frío, deshumanizado y mediocre, hacia la complicación, la gravedad y algunas veces, la muerte.

El caso clínico de Luis es un buen ejemplo de la *ineficacia* de la asistencia médica basada en el *protocolo*. A continuación señalamos los argumentos que respaldan esta afirmación :

a.-Luis consultó por síntomas respiratorios sugestivos de bronquitis y asma. Su médico de cabecera siguió el *protocolo* y recomendó el tratamiento indicado a base de expectorantes, antibióticos y broncodilatadores. En vista de que el paciente no mejoraba, después de ensayar 3 tipos de medicamentos diferentes, el médico siguió una vez más el *protocolo* y refirió al paciente al especialista.

b.-El Neumonólogo comprobó que el médico de cabecera siguió el *protocolo*, ya que refirió al paciente a su consulta después de probar tres tipos de tratamientos distintos.

A su vez el Neumólogo también siguió el *protocolo*, que indicaba que los síntomas del paciente eran altamente indicativos de *sinusitis crónica, bronquitis aguda intermitente y asma bronquial, y* añadió al tratamiento antialérgicos, corticoides inhalados y vacunoterapia por varios meses.

c.-Después de un año de seguimiento, primero 3 consultas con el médico de atención primaria y luego otras 3 consultas con el Neumólogo, siguiendo ambos médicos las indicaciones del *protocolo*,

Luis no solo no había mejorado de su cuadro clínico, sino que se vio obligado a acudir a la sala de urgencias médicas en dos ocasiones debido a un empeoramiento de su cuadro clínico, ameritando 48 horas de observación, y medicación intravenosa para poder estabilizarlo.

d.-Durante todo ese tiempo ninguno de los médicos se percató de que debido a su tipo de trabajo como jardinero, Luis podría haber desarrollado una *enfermedad laboral,* y ante la exposición a polen y polvo de diferentes plantas, pudo haber desarrollado una infección respiratoria *inusual,* que no responde a los tratamiento comunes.

e.-Como el *protocolo* es rígido y está pensado para tratar enfermedades y no a *personas,* no da cabida a que los médicos piensen en otras posibilidades y se adapten a las condiciones y características individuales de cada paciente.

En el caso de Luis, bastó con realizarle un estudio microbiológico de sus secreciones, tanto nasales como pulmonares, para descubrir la causa primaria responsable de todos sus síntomas, que resultó ser una infección por un hongo, *Aspergillus Níger,* y al instaurar un tratamiento integrativo, basado en educación, medicamentos, suplementos y plantas, se logró la curación completa del paciente.

Las medidas higiénicas y preventivas enseñadas al Luis para ponerlas en práctica en su ambiente laboral y la rotación de puesto de trabajo recomendada a su empleador, resultaron efectivas para mantenerlo libre de reinfección por ese hongo y otros agentes infecciosos que pudieran afectar sus vías respiratorias.

Hipócrates, el padre de la medicina, dijo en la antigua Grecia: *"no hay enfermedades, sino enfermos, y es deber del médico preservar la salud siempre que sea posible, utilizando todos los recursos disponibles para alcanzar ese objetivo, cuidando siempre la máxima, primero no hacer daño".* A la luz de los argumentos presentados, definitivamente, el pensamiento y mandato hipocrático son *incompatibles* con la asistencia médica basada en el *protocolo.*

SERGIO A. CHACÓN M.

Capítulo 12

Silvia tan joven y con Reumatismo

En Julio 2015 Silvia, una adolescente de 12 años de edad, que gozaba de aparente buena salud, comenzó a tener dolor e inflamación de la muñeca y algunos dedos de ambas manos, tenía hinchazón, rigidez y una gran dificultad para mover y usar sus manos. Todo el cuadro se instauró en un plazo de 3 semanas. En Agosto fue evaluada por el Reumatólogo, quién después de practicar unos análisis de sangre y una Ecografía de ambas manos hizo el diagnóstico de *Artritis Reumatoide Juvenil* severa y le indicó tratamiento a base de *Metotrexato,* un medicamento muy potente que suele causar muchos efectos secundarios. Para calmar el dolor también le recomendó anti-inflamatorios convencionales.

Después de un año de tratamiento y control trimestral por Reumatología, Silvia continuaba con los mismos síntomas y ya tenía deformidad discreta de algunos dedos de las manos, su respuesta al tratamiento había sido muy pobre y por ese motivo su médico decidió pasarla a un esquema de tratamiento más agresivo a base de *Anticuerpos Monoclonales,* una terapia que se aplica por vía intravenosa una vez al mes en el hospital, y produce una supresión drástica y persistente del sistema inmune, buscando regular el defecto de autoinmunidad que causa la enfermedad.

La madre de Silvia estaba muy preocupada por la enfermedad de su hija y antes de continuar con el nuevo tratamiento que le propuso el reumatólogo, decidió buscar una segunda opinión, con la esperanza de encontrar una solución diferente y menos agresiva y riesgosa para su hija.

¿Qué opina la Medicina Convencional?

La *artritis reumatoide juvenil*, es el tipo más frecuente de artritis en los niños menores de 16 años de edad, puede causar dolor, inflamación y rigidez articular persistentes.

Algunos niños podrían experimentar síntomas durante unos pocos meses solamente, mientras que otros presentan síntomas durante el resto de sus vidas. Algunos tipos de artritis reumatoide juvenil pueden causar complicaciones graves, por ejemplo, problemas en el crecimiento, daño en las articulaciones e inflamación ocular. El tratamiento se centra en controlar el dolor y la inflamación, mejorar la función y prevenir el daño articular.

La artritis reumatoide juvenil puede afectar una o varias articulaciones. Existen diferentes subtipos, pero los principales son la sistémica, que afecta las articulaciones y puede afectar otros órganos del cuerpo, la poliarticular, que afecta varias articulaciones sin afectar otros órganos y la oligoarticular que afecta solo unas pocas articulaciones. Al igual que otras formas de artritis, se caracteriza por períodos en los que los síntomas se exacerban y otros en los que se alivian.

La artritis reumatoide juvenil se produce cuando el sistema inmunitario del organismo ataca a sus propias células y tejidos. Se desconoce la razón por la que esto sucede, pero tanto la herencia como el entorno parecen influir. Algunas mutaciones genéticas podrían hacer que una persona se vuelva más sensible a factores ambientales, como virus, que podrían desencadenar la enfermedad.

Es posible que el diagnóstico de artritis idiopática juvenil sea difícil de establecer, puesto que el dolor articular tal vez se deba a muchos tipos de problemas diferentes.

No existe una prueba única que pueda confirmar el diagnóstico, pero hay pruebas que pueden ayudar a descartar otras afecciones que producen signos y síntomas similares.

Algunos de los análisis de sangre más frecuentes en casos sospechosos, comprenden los siguientes:

*-Velocidad de sedimentación, mide el grado de inflamación corporal

*-Proteína C reactiva. también mide el nivel de inflamación general

*-Anticuerpos antinucleares, mide los autoanticuerpos del paciente

*-Factor reumatoide, que se eleva cuando hay artritis

*-Anticuerpos anti péptido citrulinado cíclico, también se elevan.

Las radiografías o las imágenes por resonancia magnética son útiles para descartar otros trastornos, como fracturas, tumores, infecciones y defectos congénitos. En ocasiones, las pruebas por imágenes también se utilizan después del diagnóstico para supervisar el desarrollo de los huesos y detectar el daño articular.

El tratamiento de la artritis reumatoide juvenil se centra en ayudar al paciente a mantener un nivel normal de actividad física y social. Para lograrlo, los médicos podrían combinar estrategias para aliviar el dolor y la inflamación, mantener el movimiento y la fuerza totales, y prevenir las complicaciones.

Los medicamentos que se utilizan para ayudar a los niños con artritis se seleccionan para disminuir el dolor, mejorar la función y minimizar posibles daños en las articulaciones. Algunos de los que se suelen utilizar son :

*-Medicamentos antiinflamatorios no esteroides (AINE).

Estos medicamentos (aspirina, ibuprofen, etc) alivian el dolor y reducen la inflamación. Los efectos secundarios comprenden dolor de estómago y problemas hepáticos.

*-Medicamentos antirreumáticos modificadores de la enfermedad Los médicos utilizan estos medicamentos cuando los AINE por sí solos no consiguen aliviar los síntomas de la enfermedad o cuando hay un alto riesgo de daños en el futuro. El más usado es el *Metotrexato* y sus efectos secundarios podrían comprender problemas hepáticos o renales.

*-Corticoides. El más común, la *Prednisona* pueden utilizarse para controlar los síntomas cuando los otro medicamento no han surtido

efecto, o cuando hay afectación de otros órganos. Pueden interferir en el crecimiento normal y aumentar la predisposición a contraer infecciones, por lo que, en general, deben utilizarse durante el menor tiempo posible.

*-Agentes biológicos. Es una nueva clase de medicamentos que pueden ayudar a reducir la inflamación sistémica y prevenir daños en las articulaciones. Comprende agentes bloqueadores del factor de necrosis tumoral, como Enbrel y Humira, y los que inhiben el sistema inmunitario de forma muy potente, como Orencia, Rituxan, Kineret y Actemra. Sus efectos secundarios son muy variados y delicados.

El médico podría recomendar fisioterapia para ayudar a mantener flexibles las articulaciones y conservar la amplitud de movimientos y el tono muscular, y un terapeuta ocupacional podría ofrecer recomendaciones respecto al mejor ejercicio y equipo protector para el paciente. También podría recomendar el uso de soportes articulares o férulas para ayudar a proteger las articulaciones y a mantenerlas en una buena posición funcional. Finalmente, en casos muy graves, podría necesitarse una cirugía para mejorar la posición de una articulación.

¿Qué opina la Medicina no Convencional?

Algunos estudios publicados en las últimas décadas señalan una relación entre la artritis, los intestinos y la alimentación. El *Dr. José Scher,* director de la Clínica de Artritis de la Universidad de Nueva York , habló de cuatro tipos diferentes de artritis que están conectados a las respuestas inflamatorias en el intestino, incluyendo uno relacionado con celiaquía o intolerancia al gluten. Dijo que él también había visto a algunos de sus pacientes con artritis autoinmune mejorar al eliminar el gluten de su dieta, refiriendo que: *"un pequeño estudio de 2006 publicado en la revista Gut encontró anticuerpos significativamente elevados a diversos alimentos en el tracto digestivo de los pacientes con artritis reumatoide".*

La *Dra. Julie Segre*, investigadora principal del *Instituto Nacional de investigación del Genoma Humano de los EE.UU*, señala la importancia de mantener un intestino sano para mejorar la sintomatología de la artritis. En el caso específico del niño, al ingerir alimentos que pueden inflamar el intestino, como son la leche y el gluten, empeoraban los síntomas de la artritis, al eliminarlos el niño mejora. También, la *Microbiota* es muy importante para mantener el equilibro en el intestino. Por tal razón el uso de antibióticos no es recomendado, ya que elimina las bacterias buenas que mantienen la armonía al no permitir la reproducción de las bacterias mala.

Algunos investigadores se muestran optimistas de que los probióticos, que contienen varias cepas de bacterias, podrían ayudar a restaurar una población intestinal desequilibrada. Otro método potencial de recolonizar el intestino, que está ganando terreno, es el trasplante fecal.

El *gluten* es una proteína que se encuentra en la mayoría de los cereales. Pan, pastas y galletas son algunos de los alimentos que contienen gluten. Algunas personas que son intolerantes al gluten pueden experimentar síntomas digestivos por su consumo, pero otras no presentan esos síntomas y pueden por ello, aumentar en exceso su consumo y por tanto el riesgo de padecer artritis reumatoide.

Tener una intolerancia al *gluten* significa que el cuerpo tiene dificultades para digerir esta proteína que se encuentra en los cereales, como la avena, trigo, cebada, centeno y otros. Si no se detecta a tiempo o se maneja con acierto, podemos sufrir graves consecuencias como la diabetes y el cáncer intestinal. Una intolerancia al gluten puede causar dolor en las articulaciones que también es un síntoma de la artritis reumatoide. Otros síntomas pueden ser calambres musculares, pérdida del cabello, náuseas, dolor abdominal, pérdida de apetito, úlceras en la boca y convulsione.

La artritis reumatoide puede ser causada por *el síndrome de intestino permeable.* Consiste en que ciertos alimentos, principalmente el gluten y la leche, causan inflamación en el intestino. Esto lleva a que las uniones estrechas entre las células que forman el revestimiento intestinal se aflojen. Entonces, la barrera comienza a dejar pasar sustancias indeseables, proteínas diferentes o bacterias y sus metabolitos, las cuales empiezan a filtrarse a los tejidos circundantes. Los huéspedes no invitados hacen que se desencadene una ofensiva por el cuerpo, que utiliza la inflamación para tratar de deshacerse de ellos. Esa respuesta inflamatoria sostenida caracteriza a la enfermedad autoinmune.

Múltiples estudios han demostrado que eliminar por completo de la dieta los productos animales[1] mejora los síntomas de la artritis, afirma la *Dra. Heidi Turner* de la Clínica de Artritis en Seattle. "*Debido a que es de origen vegetal, es naturalmente antiinflamatoria*", añade. Una dieta apropiada puede reducir los síntomas de la artritis reumatoide. Eliminando alimentos que desencadenan una respuesta autoinmune, tales como carne, huevos, trigo, naranjas, leche, maní, malta y soya entre otros, se previene e incluso se puede retrasar la progresión de la enfermedad.

Los estudios con pacientes de artritis reumatoide muestran que las dietas veganas[2] parecen disminuir la rigidez matutina y el dolor, y reducir la liberación de sustancias antiinflamatorias que causan destrucción articular.

Según la especialista en nutrición *Dana Pitman,* del Hospital de Cirugía Especializada, en New York :

-"La mayoría de la gente comienza a notar mejorías unas dos semanas posteriores al inicio de una dieta antiinflamatoria[3]".

---

1. http://espanol.arthritis.org/espanol/ejercicio/dieta-nutricion/productos-carnicos/

2.   http://espanol.arthritis.org/espanol/ejercicio/dieta-nutricion/vegetarianas-veganas/

3.   *http://espanol.arthritis.org/espanol/ejercicio/dieta-nutricion/alimentos-antiinflamatorios/*

-"Cuán significativo sea el cambio y cuán pronto lo detecte, depende en gran medida de qué consista su dieta"*

-"Si estaba repleta de alimentos procesados y azúcar y de repente cambia a un régimen de alimentos naturales, mínimamente procesados, se sentirá muy mal los primeros días porque estará en un periodo de abstinencia".*

-"Pero una vez que lo supere, se sentirá estupendamente. Tendrá un alto nivel de energía, mucha gente se deshincha y se siente más ligera. En general, la mayoría advierte un rendimiento más alto cuando obtiene los nutrientes que el cuerpo necesita para realizar sus funciones cotidianas".*

¿Cómo tratamos a Silvia?

Basados en los resultados de múltiples estudios médicos publicados que relacionan la génesis de las enfermedades autoinmunes con las intolerancias alimentarias, especialmente al gluten;

Y la evolución favorable de la Artritis Reumatoide con una dieta anti-inflamatoria libre de lácteos, carnes y otros productos de origen animal, decidimos seguir estos lineamientos para tratar a Silvia. Le indicamos así, un tratamiento a base de :

a.-Dieta 100% sin gluten y tipo FODMAP libre de azúcares simples como lactosa, fructosa y sorbitol

b.-Educación nutricional, enfocada en la combinación correcta de los alimentos, seguir un orden en la alimentación, respetando la regla del 80:20 que recomienda :

- 80% crudos y sólo 20% de cocinados
- 80% alcalina y sólo 20% de ácidos
- 80% integral y sólo 20% de alimentos refinados
- 80% fermentativos y sólo 20% putrefactivos

c.-Plantas medicinales antiinflamatorias, como harpagofito, cúrcuma y boswelia serratia.

d.-Condroprotectores a base de Glucosamina, Condroitina, MSM, ácido hialurónico y colágeno tipo II.

e.-Inmunomoduladores a base de jugo de Noni, Cartílago de Tiburón y Factores de Transferencia.

Solicitamos pruebas de laboratorio para investigar :

- Intolerancia al gluten, lactosa, sorbitol, fructosa e histamina
- Estudio genético y anticuerpos IgA parea enfermedad Celíaca
- Seguimiento de los valores sanguíneos de sedimentación globular y los títulos de ANA

¿Cuál fue la evolución que tuvo Silvia?

Silvia fue seguida desde Noviembre 2016 hasta Enero 2019 y su evolución clínica y de laboratorio fue la siguiente :

a.-Los análisis de laboratorio realizados reportaron :

- Test de celiaquía negativos, descartándose la enfermedad.
- Se demostró intolerancia al gluten y sorbitol, lactosa y fructosa.

b.-Los valores de los autoanticuerpos (ANA) y de inflamación (VSG) se normalizaros a los 5 meses de tratamiento, con un valor de ANA de 1/80 y de VSG de 8mm/hora.

c.-Silvia perdió 12 kilos en los primeros 6 meses de tratamiento y los mantuvo hasta el momento del alta de la consulta.

d.-Los síntomas clínicos desaparecieron por completo en 4 meses, con mejoría completa de los dolores e inflamación de las articulaciones de las muñecas y los dedos de las manos. Se registró una recuperación del 100% de la funcionalidad de las manos. Estos resultados clínicos se mantuvieron durante dos años y hasta el momento del alta de la consulta en Enero 2019.

c.-La Ecografía de los dedos de las manos realizada en Ocubre 2018, dos años después de iniciado el tratamiento integrativo, reportó : discreto engrosamiento de partes blandas en relación con su artritis. No se visualiza líquido libre alrededor de los tendones.

En vista de esos resultados, su médico reumatólogo decidió suspender el tratamiento de metotrexato y sólo recomendó el uso de analgésicos y antiinflamatorios regulares (AINES) a demanda y si los necesitaba. Respecto a las consultas con reumatología, se espaciaron a cada seis meses el primer año, y una vez al año a partir del 2018.

Conclusión y Discusión

Las publicaciones médicas y nutricionales que señalan la relación de la artritis reumatoide con dietas pro inflamatorias y con la permeabilidad del intestino, la disbiosis intestinal y las intolerancias alimentarias, son abundantes y abrumadoras. También, hace más de una década, se conoce el impacto beneficioso de las dietas vegetarianas en el curso de los síntomas inflamatorios y la frecuencia de las crisis de la artritis reumatoide. Sin embargo, en la práctica médica convencional, en los servicios de Reumatología, tanto públicos como privados, donde se atiende a la inmensa población de pacientes afectados por Artritis Reumatoide, no se aplica este conocimiento universal, científico y medicamente aceptado en todos los centros universitarios y asociaciones médicas prestigiosas.

En la práctica médica convencional casi nunca se le pregunta al paciente por los alimentos que ingiere regularmente en su vida cotidiana, ya que este parámetro no está incluido en los formatos donde se recoge la información para elaborar la historia clínica del paciente, y por otra parte, el médico no muestra ningún interés en conocer sobre dicha información por considerarla *irrelevante* para construir su análisis y diseñar su plan estratégico de diagnóstico y tratamiento.

En el mejor de los casos, si el médico considera que el factor alimentación pudiera tener alguna importancia en el tratamiento de una patología determinada, haría una referencia del paciente a un servicio de Nutrición y Dietética, para que sea la profesional de la nutrición la que se encargue de cubrir ese aspecto, porque definitivamente el factor *nutricional* de un paciente no es un terreno en el que el médico se pueda mover.

Esta realidad se debe, en gran parte, porque el médico no recibe ninguna formación en materia de nutrición mientras cursa sus estudios de medicina en la universidad, ya que la mayoría de los profesores, por no decir todos, consideran que el estudiante de medicina debe centrarse y enfocarse en aprender a diagnosticar y también en tratar la enfermedad reconocida basándose casi exclusivamente en la farmacología y/o la cirugía.

También resulta lamentable que la mayoría de los hospitales y clínicas, tanto públicos como privados de muchos países, no contemplan la figura del profesional de la nutrición dentro del equipo de salud que atiende a los pacientes hospitalizados, ni a los que son atendidos en forma ambulatoria en las consultas médicas especializadas. Y es por ese motivo que el aspecto nutricional de un paciente se queda *huérfano* en la mayoría de los casos, porque el sistema médico convencional lo ha separado de la persona, divorciándolo de ella de forma radical y cruel.

En verdad se puede decir que existe un *abismo insalvable* entre el pensamiento del médico convencional y los aspectos nutricionales de una persona, y esta realidad redunda en perjuicio del paciente, porque, como ha quedado demostrado en este caso clínico.

Si no se hubiesen hecho los cambios nutricionales necesarios, Silvia nunca hubiese alcanzado la mejoría que obtuvo, como de hecho ocurrió por un año entero, cuando sólo fue tratada con anti-inflamatorios y metotrexato por el reumatólogo que la atendió durante ese tiempo.

Cuando damos una mirada hacia atrás, en el pasado histórico de la medicina, desde la antigua Grecia hasta el siglo XIX, antes de la revolución industrial, los aspectos nutricionales del paciente eran de *vital importancia* para el médico, que además, era una gran versado en materia de alimentación y nutrición.

Recordemos la famosa frase de Hipócrates, padre de la medicina occidental : "*Que tu alimento sea tu medicina y tu medicina sea tu alimento*", la cual data del año 450 A.C., o el llamado "*poder curativo de los alimentos",* una creencia ardientemente defendida y difundida por médicos famosos como Avicena y Maimónides en el siglo X, Paracelso en el siglo XVI, Sebastian Kneipp, padre de la hidroterapia y Samuel Hanneman, padre de la Homeopatía, en el siglo XIX.

Ya en el siglo XX, y usando el *Método científico,* como herramienta fundamental que garantiza el aspecto *científico* de una investigación, se han publicado un sinfín de artículos médicos y nutricionales en revistas prestigiosas, que revelan los trabajos, que en materia de nutrición y enfermedad, se han llevado a cabo en muchas universidades y hospitales alrededor del globo. También existen cientos o miles de libros y revistas que ilustran esta insoslayable relación entre la salud, la enfermedad y la nutrición.

Cabría preguntarse entonces :

a.-¿En qué momento de la historia de la medicina, el aspecto nutricional del paciente dejó de ser importante para su médico tratante?

b.-¿Cuándo y por qué los médicos dejaron de estudiar nutrición durante su formación universitaria?

c.-¿Por qué los médicos del siglo XX y los del siglo XXI, salen de las universidades siendo unos grandes *ignorantes* en materia de nutrición?

d.-¿Por qué la mayoría de los médicos convencionales ven con desprecio y descalificación el aspecto alimenticio de su paciente y en la mayoría de los casos lo dejan en un túnel de oscuridad en lo que respecta a lo que debe o no debe comer, para recuperarse de su enfermedad?

e.-¿Por qué la medicina convencional actual, y los médicos formados bajo sus criterios y doctrinas, se ha vuelto *ciega, sorda y muda* en lo concerniente al tema de la nutrición y su relación con la salud y la enfermedad, hasta tal punto, que ignora, con arrogancia y soberbia, todo lo que se publica, con carácter científico, sobre esta materia?

Seguramente, la respuesta para todas estas preguntas, la hallaremos en el llamado Siglo de oro de la ciencia, la medicina y la química, específicamente en la segunda mitad del siglo XIX, cuando tuvo lugar la llamada *Revolución Industrial*, que marcó el nacimiento de la Farmacología y la Industria Farmacológica.

Esta industria fue acumulando tanto poder, que en pocos años fue invadiendo el mundo de la medicina, las universidades donde se formaban los médicos, los hospitales donde se atendían a los pacientes, los laboratorios donde se hacía investigación científica para validar y crear las verdades que sustentaban la práctica médica, y finalmente todas las asociaciones y organizaciones médicas de carácter local, como los *Colegios Médicos* e internacional como la *Organización Mundial de la Salud*.

De esa forma pudo consolidar en apenas 150 años de historia lo que podría llamarse una verdadera *Dictadura Médica*, la cual controla lo que se escribe, se publica, se cree, se rechaza, se estudia, se dice, hasta el punto de dictar lo que es verdad o mentira en materia de medicina; con el único fin de salvaguardar su principal interés, que no es otro que el interés financiero y el acúmulo de capital y poder hasta niveles inimaginables.

Capítulo 13

Juana tiene un Lumbago crónico

Juana es una enfermera de 31 años, que sufría de un cuadro de *lumbago crónico* desde los 24 años de edad, con 2 a 3 crisis por año de ciática. A los 25 años le realizaron una Resonancia Magnética de toda la columna vertebral y le detectaron rectificación de la columna cervical y enfermedad de los discos intervertebrales *(Discopatía)* a nivel lumbar, en 3 lugares : L3-L4, L4-L5, L5-S1.

Juana se controla por Traumatología, donde le han dado tratamiento a base de reposo, analgésicos, y fisioterapia acuática para calmar las crisis dolorosas. El lumbago le ha empeorado durante el 2017 y entre Marzo y Abril sufrió dos desgarros musculares, en la espalda y en el muslo izquierdo, motivo por el cual le indicaron tratamiento y rehabilitación, siendo incapacitada para su trabajo de enfermera de urgencias médicas.

En la segunda mitad del 2017, Juana llevaba muy mala calidad de vida, vivía con sensación constante de hormigueo en la espalda y pierna izquierda, no podía caminar y estar de pie muchas horas, no conducía su coche y no podía hacer ningún tipo de ejercicio, motivo por el cual ganó 15 kilos de peso y se sentía peor. Estando desesperada por su situación optó por buscar una segunda opinión y fue así como llegó a mi consulta, con la esperanza de encontrar una solución a su condición médica.

¿Qué opina la Medicina Convencional?

La *discopatía* es la enfermedad más frecuente de la columna vertebral, y afecta al disco intervertebral, suele ser degenerativa y estar asociada a la artrosis, y puede aparecer a cualquier edad.

La *discopatía* es la consecuencia de la rigidez, sequedad, y un aplastamiento progresivo del disco intervertebral, muy a menudo el que está situado en la unión lumbosacra, en las vértebras L5 y S1, aunque este proceso aparece a cualquier nivel de la columna vertebral.

Por lo general, la enfermedad está relacionada con microtraumatismos repetidos o a un estrés físico, aunque también puede deberse a anomalías congénitas. Es muy común que haya *artrosis,* una enfermedad crónica que se manifiesta por dolores persistentes en las articulaciones, causada por el desgaste anormal del cartílago y del conjunto de la articulación.

Por lo general, el lumbago y los dolores en la parte inferior de la espalda, son los síntomas más frecuentes. La evolución de la discopatía también puede provocar una *compresión* de las raíces nerviosas, lo que provoca una disminución de la sensibilidad, hormigueos, una sensación de debilidad e incluso dolor en las piernas, que se conoce como *ciática.*

La mejor forma de *prevenir* la discopatía es realizando suficiente deporte que asegure una buena musculatura de la espalda para garantizar una mejor sujeción, así como un estilo de vida correcto para asegurar una buena circulación sanguínea.

Perder peso puede ser necesario con el fin de aligerar la carga que soportan las vértebras, en especial las de la parte inferior de la espalda.

El *diagnóstico* se realiza con la historia del paciente, con radiografías, y en algunos casos, con la resonancia magnética, que muestra el grado de deshidratación del disco responsable del pinzamiento.

El *tratamiento* consiste en aliviar los dolores con la ayuda de analgésicos y antiinflamatorios, y con la misma finalidad, también se pueden prescribir sesiones de rehabilitación. Estos tratamientos combinados con el reposo permiten en la mayoría de los casos aliviar progresivamente a los pacientes.

Se puede considerar una intervención quirúrgica cuando los dolores son importantes, cuando los tratamientos farmacológicos se vuelven ineficaces y cuando la enfermedad provoca trastornos neurológicos como un déficit motor o alteraciones sensoriales.

¿Qué opina la Medicina no Convencional?

Es importante considerar la participación de ciertos micronutrientes en el tratamiento de la discopatía y sus complicaciones.

*-Deficiencia de vitamina D :

La deficiencia de vitamina D , llamada *hipovitaminosis,* puede afectar a hombres y mujeres a lo largo de la vida. Esta vitamina liposoluble afecta el metabolismo de los minerales y muchas otras funciones fisiológicas.

La *hipovitaminosis D* puede ser el resultado de varias causas, como una producción deficiente de vitamina D en la piel por falta de exposición solar, falta de ingesta dietética, pérdidas aceleradas de vitamina D , activación deficiente de la vitamina D y resistencia a los efectos biológicos de la vitamina D activa.

Independientemente de la causa, las manifestaciones de la deficiencia de vitamina D se deben principalmente a una alteración de la absorción intestinal de calcio . La deficiencia de leve a moderada suele ser asintomática.

La deficiencia crónica causa hipocalcemia que puede provocar hiperparatiroidismo secundario y deterioro de la mineralización esquelética, lo que provoca osteopenia y disminución de la densidad mineral ósea en las radiografías.

También es posible el dolor muscular y hay mayor riesgo para que ocurra el desgarro muscular. La deficiencia de vitamina D en los niños puede manifestarse como raquitismo, que se caracteriza por arquear las piernas. En los adultos, es causa de osteomalacia, y puede favorecer la artrosis, debido a la pobre mineralización de cartílagos y huesos, estos trastornos suelen producir dolores y molestias musculares crónicas, así como fatiga, dolor de huesos y debilidad generalizada.

El tratamiento de la deficiencia de vitamina D debe dirigirse al trastorno subyacente, si es posible, y también debe adaptarse a la gravedad de la afección. El reemplazo de vitamina D siempre debe ocurrir con suplementos de calcio porque la mayoría de los efectos nocivos de la deficiencia de vitamina D se deben a alteraciones de la homeostasis normal de iones minerales

Anime a los pacientes a consumir alimentos ricos en vitamina D , como salmón salvaje o enlatado, aceite de hígado de bacalao, caballa, arenque en escabeche y hongos shiitake secados al sol, y alimentos fortificados como leche, jugo de naranja, yogur y margarina. La vitamina D producida en la piel como resultado de la exposición al sol puede durar el doble de tiempo en la sangre en comparación con la vitamina D ingerida . La terapia con UV-B ha demostrado una mayor eficacia para elevar los niveles séricos de calcidiol en comparación con la ingestión de un suplemento de vitamina D 3 .

*-Deficiencia de vitamina B12 :

La vitamina B12 es necesaria para producir una cantidad adecuada de glóbulos rojos sanos en la médula ósea. La vitamina B12 está disponible solo en alimentos de origen animal (carne y productos lácteos) o extractos de levadura (como la levadura de cerveza). La deficiencia de vitamina B12 se define por niveles bajos de B12 almacenada en el cuerpo que pueden provocar anemia.

La deficiencia de vitamina B12 puede desarrollarse por las siguientes razones:

.-Ausencia de factor intrínseco, también llamada anemia perniciosa

.-Extirpación o destrucción del estómago

.-Crecimiento excesivo de bacterias en el intestino delgado (SIBO)

.-Deficiencia dietética

Los síntomas de hipovitaminosis B12 tienden a desarrollarse lentamente y es posible que no se reconozcan de inmediato. A medida que la afección empeora, los síntomas comunes incluyen:

◈ Debilidad y fatiga

⬦ Aturdimiento y mareos

⬦ Palpitaciones y latidos cardíacos rápidos.

⬦ Dificultad para respirar

⬦ Una lengua adolorida que tiene una apariencia roja y carnosa.

⬦ Náuseas o falta de apetito

⬦ Pérdida de peso

⬦ Diarrea

⬦ Tinte amarillento en la piel y los ojos

Si los niveles bajos de B12 permanecen durante mucho tiempo, la afección también puede provocar un *daño irreversible a las células nerviosas*, lo que puede causar los siguientes síntomas :

⬦ Entumecimiento y hormigueo en manos y pies.

⬦ Dificultad para caminar

⬦ Debilidad muscular

⬦ Irritabilidad

⬦ Pérdida de memoria

⬦ Demencia

⬦ Depresión

⬦ Psicosis

El tratamiento para esta afección implica reemplazar la vitamina B12 faltante. Las personas que no pueden absorber la B12 necesitan inyecciones regulares. Cuando se administran las inyecciones por primera vez, un paciente con síntomas graves puede recibir de cinco a siete durante la primera semana para restaurar las reservas corporales de este nutriente.

*-Acupuntura y dolor lumbar

La *acupuntura* es eficaz para tratar el dolor lumbar.

Para llegar a dicha conclusión, los investigadores reclutaron a 143 pacientes con dolor lumbar crónico quienes participaron en un programa de rehabilitación estándar, aleatoriamente la mitad del grupo recibió también dos sesiones de acupuntura a la semana durante tres meses.

Para hacer la comparación los participantes respondieron un cuestionario antes y después de iniciar el tratamiento, así como tres meses después de finalizar el estudio sobre la calidad de vida, y datos clínicos. Al finalizar la investigación se encontró que entre los participantes del grupo que recibió las sesiones de acupuntura había una mejoría significativamente mayor en calidad de vida, vitalidad y movilidad, en comparación con aquellos que sólo participaron en la rehabilitación estándar. Además, los pacientes del grupo de acupuntura informaron que el dolor al estar sentado, de pie, así como el hormigueo en las manos y pies había disminuido.

¿Cuál fue el tratamiento recibido por Juana?

Al investigar sobre los hábitos alimenticios de Juana, nos llamó la atención que llevaba una dieta muy desequilibrada, con un consumo excesivo de :

a.-Ladrones de minerales: carnes rojas, azúcares simples, harinas refinadas, bebidas carbonatadas y café.

b.-Leche y derivados lácteos : quesos, mantequilla, yogures, kefir, natas

c.-Embutidos: salchicha, salchichón, jamones, mortadelas y chorizos

d.-Golosinas: bollería y chocolate

En vista de ello le realizamos una detallada evaluación clínica, sumada a exámenes de laboratorio, obteniendo las alteraciones siguientes :

*Tenía un sobrepeso de 15 kg

*Los reflejos de la pierna izquierda estaban disminuidos

*Al levantar la pierna izquierda le despertaba dolor lumbar

*Los músculos de la espalda y las piernas estaban muy sensibles

*Tenía niveles disminuidos de vitamina B12, D3, hierro y ferritina

*La resonancia magnética demostró discopatía del disco entre L4-L5, con cambios degenerativos, sin llegar a tener hernia discal.

*La Electromiografía reflejó compresión crónica de la raíz del nervio en L5, con debilidad muscular en la pierna izquierda.

Nos planteamos que la combinación de dieta acidificante, exceso de ladrones de minerales e hipovitaminosis D y B por años, llevaron a que Juana sufriera un debilitamiento de su sistema musculoesquelético, hasta el punto de llegar a sufrir *desgarros musculares* espontáneos con la actividad diaria regular. Por este motivo, nos planteamos como primer objetivo, la recuperación nutricional de Juana por un período de 6 meses y observar la evolución de sus síntomas. El tratamiento consistió en :

a.-Soporte nutricional : se le dieron reglas básicas de educación nutricional.

.-No combinar las proteínas animales con los carbohidratos

.-No mezclar las frutas con las comidas

.-No tomar ninguna bebida con las comidas

.-Evitar las carnes rojas, y substituir por carnes blancas y pescao

.-Ingerir más proteína vegetal a base de soja y otras legumbres

.-Aumentar las frutas, vegetales, semillas variadas y frutos secos

.-Abolir el consumo de bebidas cafeinadas y refrescos

.-Substituir la leche por bebidas vegetales de coco, avena y arroz

b.-Suplementación nutricional : se le suministraron los nutrientes en dosis altas para recuperar las carencias de vitaminas y minerales

- Complejo vitamínico del grupo B por vía intravenosa
- Complejo de minerales y oligoelementos por vía intravenosa
- Vitamina D3 y K2 oral en dosis altas : 10.000 UI y 100 mg/d
- Vitamina C a la dosis de 5 gramos por vía intravenosa
- Glutatión y Lisina intravenosos en semanas alternas

c.-Manejo del dolor lumbar y las mialgias generalizadas

- Acupuntura : una sesión semanal
- Magnetoterapia : una sesión semanal
- Laserterapia : una sesión semanal

Después de 3 meses de llevar este régimen de tratamiento la Juana reflejó una mejoría progresiva de todos sus síntomas y mejoró su calidad de vida, comenzó a caminar por más tiempo, conducir el coche, y visitar el gimnasio una vez a la semana.

El tratamiento se espació a sesiones quincenales por otros 3 meses y al completar los seis meses, Juana se recuperó totalmente. Todos sus análisis de laboratorio se normalizaron, desapareció el dolor lumbar, la sensación constante de hormigueo en la espalda, la debilidad de la pierna izquierda y además perdió 10kg de peso.

Juana regresó a su trabajo de enfermera de urgencias médicas al cabo de los seis meses de tratamiento y fue seguida con controles trimestrales comprobándose la estabilidad de los síntomas. Le suspendieron las sesiones de rehabilitación y le espaciaron las consultas de traumatología para cada seis meses. Para Noviembre 2019, Juana seguía estable y le dimos de alta de la consulta.

Conclusión y Discusión

Las carencias nutricionales representan otro de los capítulos de la medicina convencional marcado por la *orfandad* y el *abandono*, ya que nadie las quiere, porque despiertan muy poco interés para la mayoría de los médicos en casi todas las especialidades y por esa razón casi nunca se piensa en ellas, no se investigan, no se toman en cuenta para nada y son poco tratadas por el médico promedio.

Las carencias nutricionales múltiples son responsables de una variada cantidad de signos y síntomas que conforman la llamada *enfermedad funcional*, un desajuste que acontece en muchos órganos y tejidos debido a la alteración de su normal funcionamiento como consecuencia de no contar con los elementos bioquímicos necesarios para cumplir con su fisiología en forma óptima.

Debido a que estos síntomas no representan una alarma importante en un principio, la mayoría de las personas los ignora, o en el mejor de los casos los acallan, auto medicándose cualquier medicina silenciadora de síntomas.

Cuando un paciente consulta a su médico primario debido a algún síntoma de enfermedad funcional, éste le practica múltiples exámenes en busca de una *enfermedad real* para colocar la etiqueta apropiada, llamada *diagnóstico*, y acto seguido, indicar el tratamiento farmacológico o quirúrgico requerido, según lo establece un protocolo aceptado.

Sin embargo, debido a que la *enfermedad funcional* casi nunca es detectada por análisis y pruebas médicas convencionales, ya que no existe aún ninguna lesión demostrable que pueda ser puesta en evidencia, el médico, quién se encuentra desconcertado por no poder colocar la etiqueta diagnóstica al paciente, termina indicando un sinfín de medicamentos para tratar los síntomas que lo perturban, y cuando estos tratamientos no resultan eficaces para resolver el problema, cosa que ocurre con una frecuencia muy alta, el médico termina por referir al paciente a otro especialista, que casi siempre termina siendo el *psiquiatra*. Esta es la cadena de acontecimientos que ocurren con los *enfermos funcionales,* y es la razón por la cual muchos de ellos están tomando tranquilizantes, ansiolíticos o antidepresivos.

Cuando la *enfermedad funcional* persiste por un largo período de tiempo y no es tratada de forma efectiva en sus etapas tempranas, puede llegar a causar una verdadera lesión orgánica en aquellos tejidos afectados por una carencia nutricional o un acúmulo de toxinas de forma crónica, llegando muchas veces a ser de carácter irreversible. En este momento la enfermedad funcional ha evolucionado hasta la *enfermedad lesional,* la cual puede ya ser detectada por los exámenes de laboratorio, técnicas de imagen o estudios invasivos.

La medicina convencional está diseñada para detectar la *enfermedad lesional,* diagnosticarla y tratarla con medicamentos, cirugía, láser, crioterapia, etc.

Es por lo tanto, una medicina fundamentalmente curativa, que actúa en la fase final de la enfermedad y no tiene la capacidad de detectarla en su etapa inicial, y mucho menos prevenirla.

La experiencia de Juana ilustra claramente esta línea de pensamiento. Ella arrastraba un cuadro clínico de *dolor lumbar* desde hacía 7 años, iniciándose a la edad de 24 años. Durante todo ese tiempo probablemente ignoró el síntoma o lo acalló con analgésicos comunes. Consultó a su médico de atención primaria quien practicó alguna radiografía lumbar y al no evidenciar ninguna alteración, siguió recomendando medicación sintomática y reposo domiciliario. Ya a la edad de 31 años, cuando las crisis de dolor lumbar eran frecuentes e incapacitantes y además se asociaron los desgarros musculares leves espontáneos, fue cuando su médico primario la refirió al servicio de Traumatología. Allí le indicaron una resonancia magnética de columna vertebral y fue entonces cuando se evidenció la *discopatía degenerativa* que ameritó medicación para el dolor crónico, rehabilitación, fisioterapia acuática e incluso incapacidad temporal de su trabajo.

En ningún momento, durante esos 7 años, su médico tratante se planteó la posibilidad de que la causa de los síntomas acusados por Juana pudieran estar relacionados con una carencia nutricional crónica, específicamente de vitamina D3, B12, minerales y otros micronutrientes. Es obvio que tampoco se planteó la posibilidad de recomendar *acupuntura y laserterapia* para tratar las crisis de dolor lumbar que ella sufría. Esta conducta terapéutica no puede esperarse de los médicos, sencillamente porque no existe en su pensamiento, ya que no forman parte del *paradigma* de la medicina convencional.

Capítulo 14
Víctor tiene mareos y pulso lento

Cuando Víctor, un policía de 45 años, me visitó en Mayo 2015, llevaba 8 meses sufriendo de mareos frecuentes, algunas veces acompañados de desmayos transitorios, que lo dejaban sudoroso y con sensación de falta de aire. Él pensaba que esos episodios se debían al exceso de estrés que siempre tenía en su trabajo, sin embargo, al comenzar a sentir episodios frecuentes de palpitaciones y taquicardia, decidió consultar a un cardiólogo. El médico le colocó un equipo, por 24 horas, para grabar la actividad eléctrica del corazón, llamado *Holter de arritmia*. En vista de que este estudio mostró que Víctor tenía un corazón lento, con un ritmo promedio de 57 latidos/minuto, y mínimo de hasta 32 latidos/minuto, de 14 horas de duración, el cardiólogo le informó que debía instalarle un monitor holter permanente, debajo de la piel, en el tórax, para grabar la actividad eléctrica de su corazón y decidir si era candidato para un marcapaso definitivo.

Víctor visitaba al cardiólogo todos los meses para un chequeo de su holter de arritmia permanente, y en los primeros 2 meses habían observados diferentes tipos de alteraciones, aunque eran transitorias y no le causaban síntomas. Ante la posibilidad de tener que tomar medicación para el corazón de por vida, o peor aún, de tener que colocarse un marcapaso, Víctor decidió buscar una segunda opinión, y con esa inquietud llegó hasta mí consulta médica.

¿Qué opina la Medicina Convencional?

Los problemas del ritmo cardíaco, llamados *arritmia cardíaca,* ocurren cuando los impulsos eléctricos que coordinan los latidos del corazón no funcionan adecuadamente.

Es posible que el corazón lata demasiado rápido, demasiado lento o de manera irregular.

Las *arritmias cardíacas* pueden provocar que tengas una sensación de aleteo en el pecho o de corazón acelerado y pueden ser inofensivas. Sin embargo, algunas *arritmias cardíacas* pueden provocar signos y síntomas molestos y, a veces, mortales.

Aunque una pulsación menor de 60 latidos por minuto se considera *bradicardia*, o corazón lento, no siempre indica un problema. Si estás físicamente en forma, puedes tener un corazón eficiente capaz de bombear un suministro adecuado de sangre con menos de 60 latidos por minuto en reposo. Además, ciertos medicamentos utilizados para tratar otras afecciones, como la presión arterial alta, pueden disminuir la frecuencia cardíaca. Sin embargo, si tienes una pulsación lenta y tu corazón no está bombeando suficiente sangre, puedes tener algunos síntomas.

Las arritmias pueden hacerte sentir latidos cardíacos prematuros o sentir que tu corazón está latiendo con demasiada lentitud. Otros signos y síntomas pueden estar relacionados con que el corazón no bombea eficazmente debido a los latidos rápidos o lentos del corazón. Estos incluyen falta de aliento, debilidad, mareos, vahído, desmayos o casi desmayos y dolor o incomodidad en el pecho. Busca atención médica urgente si experimentas cualquiera de estos signos y síntomas de repente o con frecuencia, en un momento en el que no esperarías sentirlos.

Las arritmias pueden hacerte sentir latidos cardíacos prematuros o sentir que tu corazón está latiendo con demasiada lentitud. Otros signos y síntomas pueden estar relacionados con que el corazón no bombea eficazmente debido a los latidos rápidos o lentos del corazón. Estos incluyen falta de aliento, debilidad, mareos, vahído, desmayos o casi desmayos y dolor o incomodidad en el pecho. Busca atención médica urgente si experimentas cualquiera de estos signos y síntomas de repente o con frecuencia, en un momento en el que no esperarías sentirlos.

Existen una serie de condiciones o aspectos del estilo de vida de una persona, además de algunas enfermedades, que pueden predisponer al desarrollo de una *arritmia cardiaca*, entre las condiciones más comunes, tenemos las siguientes :

*Estrés y ansiedad

*Medicamentos

*Beber demasiado alcohol

*Cafeína, nicotina o uso de drogas ilegales

*Desequilibrio de minerales y electrolitos

*Apnea obstructiva del sueño

*Problemas de tiroides

*Diabetes Mellitus

*Presión arterial alta

*Enfermedad de las arterias coronarias

*Enfermedad congénita del corazón

*Otros problemas cardíacos y cirugía previa del corazón

Las *arritmias cardiacas* pueden causar complicaciones graves si no son tratadas de forma correcta y oportuna.

Por ejemplo :

*- Se asocian con un mayor riesgo de coágulos sanguíneos. Si un coágulo se desprende, puede viajar desde el corazón hasta el cerebro. Allí podría bloquear el flujo sanguíneo y causar un *accidente cerebrovascular*.

*- *Insuficiencia cardíaca*. Es una condición que puede resultar si tu corazón está bombeando de manera ineficaz durante un período prolongado debido a una bradicardia o taquicardia.

*-Algunas arritmias llamadas malignas pueden causar la muerte de la persona, sin aviso previo, en un cuadro de *muerte súbita*.

El estudio de la *arritmia cardiaca* incluye la realización de diferentes tipos de evaluaciones, muchas de las cuales requieren de equipos especiales, como son :

*-Electrocardiograma

*-Grabador Holter portátil de 24 horas

*-Grabador Holter implantable de carácter permanente

*-Ultrasonido del corazón

*-Prueba de esfuerzo

*-Pruebas electrofisiológicas

El tratamiento de la *arritmia cardiaca* va a depender del tipo y la severidad de la misma, y puede incluir lo siguiente :

*-Medicamentos anti arrítmicos

*-Cardioversión eléctrica

*-Ablación con catéter dentro del corazón

*-Marcapaso y/o Desfibrilador automático implantable (DAI)

*-Cirugía para algunos casos.

¿Qué opina la Medicina no Convencional?

Para prevenir la arritmia cardíaca, es importante llevar un estilo de vida saludable para el corazón a fin de reducir el riesgo de enfermedad cardíaca. Un estilo de vida saludable para el corazón puede incluir lo siguiente:

*-Consumir una dieta saludable para el corazón

*-Mantenerse físicamente activo y mantener un peso saludable

*-Evitar el tabaquismo

*-Limitar o evitar la cafeína y el alcohol

*-Reducir el estrés y la ira intensos

*-Usar medicamentos de venta libre con precaución, ya que algunos para el resfriado y la tos contienen estimulantes que pueden desencadenar un latido cardíaco rápido.

Puedes frenar una arritmia que comienza en las cavidades superiores del corazón mediante la utilización de las llamadas *maniobras vagales* que incluyen mantener la respiración y presionar, sumergir la cara en agua helada o toser.

Estas maniobras afectan al sistema nervioso que controla los latidos cardíacos (nervios vagos) lo que, a menudo, hace que la velocidad de la frecuencia cardíaca disminuya. Sin embargo, no funcionan para todos los tipos de arritmia.

Existe una amplia bibliografía que soporta el uso de micronutrientes para ayudar a prevenir, e incluso tratar algunos tipos de arritmias. Los más conocidos son :

a.-Magnesio :

La eficacia de la administración de magnesio en el control de las arritmias cardiacas ha sido establecida en los últimos 50 años, pero hasta principios de la década de los setenta no se demostraría que su efecto es debido a la corrección de una deficiencia de magnesio preexistente, en vez del papel terapéutico de una elevada ingesta de magnesio. El magnesio también ha dado buenos resultados en aquellos casos que no responden completamente o son refractarios al tratamiento convencional.

b.-Potasio :

El potasio es el catión intracelular más abundante. La proporción entre el potasio intracelular y extracelular es uno de los factores que más influye sobre la conducción de los impulsos nerviosos y la contracción de la célula muscular, entre ellas las miocárdicas. Por ello alteraciones pequeñas en sus concentraciones, pueden dar clínica severa a nivel del ritmo eléctrico del corazón.

c.-Calcio :

Recientemente existe mucho interés en las anormalidades celulares de la homeostasis del calcio en el corazón humano. Por tal motivo, es igualmente importante vigilar los niveles de calcio en sangre en caso de sufrir una arritmia cardiaca. El calcio intravenoso puede disminuir la frecuencia cardiaca y ha sido utilizado en el tratamiento de las taquicardias.

d.-Zinc :

Aunque la investigación en humanos todavía está en ciernes, existen evidencias de que los suplementos de zinc protegen el corazón de arritmias y accidente cerebrovascular, en ratas y ratones. Es más, existe un estudio clínico que encontró que la insuficiencia cardíaca guarda una estrecha relación con el déficit de zinc.

Otro estudio dio muestras de que elevadas dosis son capaces de prevenir y tratar la angina de pecho y las arritmias en pacientes con aterosclerosis.

e.-Coenzima Q10 :

La mejora de la fuerza cardíaca es exactamente lo que Q10 ofrece a los pacientes cardíacos. La insuficiencia cardíaca es una condición en la que el corazón carece de la fuerza para bombear sangre a todas las partes del cuerpo, y es una causa frecuente de arritmia cardiaca.

f.-Taurina :

Es un aminoácido que puede ayudar a reducir el riesgo de enfermedad cardiovascular. Las investigaciones muestran una relación entre los niveles altos de taurina y tasas significativamente más bajas de mortalidad relacionadas a enfermedades del corazón, así como la reducción de la presión arterial y las arritmias cardiacas.

g.-Carnitina :

Es un aminoácido que está relacionada con mejoras en pacientes con graves trastornos cardíacos, como la enfermedad coronaria, la insuficiencia cardíaca crónica y las arritmias cardiacas. Un estudio de 12 meses notó una reducción en la insuficiencia cardíaca y las muertes entre los participantes que tomaron suplementos de L-carnitina .

¿Cuál fue el tratamiento seguido por Víctor?

Víctor fue instruido para seguir un plan de tratamiento basado en tres aspectos :

a.-Estilo de vida :

*-Eliminar el tabaquismos

*-Eliminar las bebidas estimulantes como té, café, etc.

*-Eliminar el alcohol en todas sus formas

*-Cambiar de trabajo y reducir o eliminar por completo el estrés

*-Hacer ejercicio físico aeróbico moderado y regular.

b.-Alimentación Cardiosaludable

*-Incrementar el consumo de frutas, vegetales y verduras

*-Incrementar el consumo de legumbres y frutos secos

*-Consumir 3 raciones diarias de cereales integrales

*-Ingerir 3 cucharadas crudas de aceite vegetal extravirgen (oliva, coco)

*-Consumir pescados azules (sardina, atún, salmón, caballa, cazón) 100 a 150 gramos 3 veces a la semana .

*-Evitar las grasas trans, carnes rojas, embutidos, leche y derivados, sal y azúcar refinadas.

c.-Suplementación Cardiosaludable

.-Potasio, zinc y magnesio; regulan el ritmo cardiaco

.-Selenio y germanio; son antioxidantes

.-Vitamina A,C,E : son antioxidantes naturales

.-Coenzima Q10; mejora el rendimiento energético del corazón

.-Taurina; ayuda a regular la presión arterial, y el ritmo cardiaco

.-Carnitina; mejora el rendimiento energético del corazón

¿Cómo evolucionó Víctor?

Víctor fue evaluado cada 3 meses para constatar que cumplía todas las recomendaciones de estilo de vida, alimentación y suplementación cardiosaludable, y para evaluar las anotaciones de cardiología sobre la revisión del contenido del grabador holter cada mes, los resultados de sus analíticas de laboratorio cada seis meses y la tolerancia al tratamiento suministrado.

Los resultados observados fueron los siguientes :

*-Los episodios de arritmia fueron espaciándose en el tiempo hasta desaparecer casi por completo en el primer año

*-La arritmia más perdurable fue la *bradicardia sinusal,* con *pausas o paradas* cardiacas de hasta 3 segundos.

*-Después de 5 años de seguimiento, no ha sido necesaria la utilización de medicación farmacológica para controlar la arritmia

*-Tampoco se ha requerido la colocación de un marcapaso ya que las *pausas o paradas* han desaparecido en el último año.

*-El paciente ha mantenido su estilo de vida cardiosaludable y ha disfrutado de un buen nivel y calidad de vida.

Conclusiones y Discusión

Existe una amplia literatura, de publicaciones científicas, en muchas revistas médicas de prestigio, relacionada con el efecto beneficioso que tienen algunos suplementos naturales, sobre el control y regulación del ritmo cardiaco, hasta el punto de que se ha llegado a publicar afirmaciones como esta :

"Es preferible restaurar los niveles normales de magnesio en el organismo antes que instituir medicamentos antiarrítmicos. Ninguna arritmia cardíaca debe ser considerada como refractaria antes de considerar una suplementación de magnesio, así como de otros electrolitos como potasio, calcio, zinc, etc." (Lancet, Sep 1991).

No obstante, el uso de minerales cardio reguladores, aminoácidos cardio energéticos, vitaminas cardiotónicas o antioxidantes naturales, no existe y no son usados por los cardiólogos convencionales, y más aún, son rechazados o simplemente descalificados con frases como : *"todos esos remedios son placebo"*, *"no existe publicación que demuestre su eficacia"*, *"no se pueden comparar esos suplementos con la alta potencia y efectividad de los medicamentos".*

La mayoría de los médicos convencionales de todas las especialidades, incluyendo los cardiólogos, ignoran que existen cursos de maestría médica en el campo de la *Medicina Integrativa, Medicina Funcional o Medicina Sistémica,* que son impartidas por universidades de renombre mundial como Stanford, Harvard o Yale, y que gozan de la aceptación y reconocimiento por parte de la comunidad médica internacional. Desde la práctica de estas nuevas modalidades de medicina se apoya y se considera el uso de remedios naturales, suplementos ortomoleculares, plantas medicinales y medidas nutricionales para tratar muchas enfermedades, bien sea en esquemas únicos o complementando los esquemas farmacológicos convencionales.

La medicina del nuevo milenio está cambiando lenta y progresivamente, y avanza hacia la *integración* y la *sinergia* de todos los tipos de tratamientos y terapias, naturales o no, basados en evidencias científicas y soportados con publicaciones que demuestren su efectividad y seguridad. Cada vez más son los pacientes que buscan este tipo de enfoque integrativo y en pocas décadas, la comunidad médica convencional tendrá que evolucionar hacia esa integración o simplemente se irá quedando cada vez más atrás, en el rincón del olvido, hasta llegar a su mínima expresión e incluso, extinguirse.

Epílogo
Reflexiones Finales

Apreciado lector, puedo asegurarte que durante mi dilatada experiencia médica de más de 37 años hasta el día de hoy, he sido testigo de cientos o miles casos de pacientes que han vivido experiencias como las que te he compartido en este libro y no las he incorporado aquí porque necesitaría escribir muchos libros para plasmarlas y porque no quiero abusar de tu paciencia y aburrirte con un relato tan largo. Sin embargo, te he mostrado la historia vivida por 14 personas que vinieron a mi consulta con sus problemas irresolutos de salud, buscando una segunda opinión, con la esperanza de encontrar una solución y romper con las cadenas de fracaso, frustración y desesperanza, que les habían dejado sus médicos tratantes anteriores; y considero que toda la información contenida en esas 14 historias es suficiente para sustentar el mensaje que deseo trasmitir a través de mis palabras, que brotan de una vida profesional consagrada a la medicina.

Para finalizar este relato, aquí en el epílogo del mismo, no puedo despedirme sin dejar mis reflexiones finales para todos los pacientes, y valientes lectores que han tenido el coraje de llegar hasta este punto de su lectura, y quiero advertirles que es posible que cuando leas estas reflexiones finales experimentes diferentes emociones que pueden ser buenas o malas, dependiendo que parte de tu ego despierten.

De todas formas, quiero ofrecerte mis más sinceras disculpas, porque no es mi intensión despertarte emociones negativas ni hacerte pasar un mal rato, no obstante, si mis argumentos han logrado generar un *conflicto* dentro de tu alma, respecto a la forma como has vivido la medicina, bien como paciente o como médico, creo que mi objetivo se ha cumplido.

A mis lectores que son ***personas sanas***, que nunca han tenido que buscar una consulta médica y nunca han interactuado con hospitales, clínicas y laboratorios, ante todo deseo felicitarlos porque pertenecen a un grupo *privilegiado* de personas que gozan de bienestar y buena salud, el tesoro más valioso que podemos poseer, porque sin ella, nada en este mundo es posible.

Mis reflexiones finales para esta clase de lectores es que hagan todo lo posible para mantener su estado de salud y bienestar, porque para mantener este tipo de privilegios hay que trabajar y pagar un precio, hay que construir un estilo de vida que promocione y sustente esa condición de salud, porque de lo contrario, ese estado de bienestar que gozas en este momento se pudiera derrumbar y transformar en un estado de paciente enfermo que debe luchar por regresar al estado feliz de salud que tenía en el pasado

Leyendo la historia de mis 14 pacientes pudiste darte cuenta cómo eran sus vidas de enfermos, las razones por las cuales llegaron a ese estado, todo lo que batallaron con la medicina oficial, por años, corriendo incluso, graves peligros que les pudieron haber costado sus vidas.

También fuiste testigo de sus impresionantes cambios cuando decidieron, valientemente, muchas veces en contra de la opinión de amigos, familiares y profesionales de la salud, seguir un camino diferente, la mayoría de las veces agobiados y desesperados por el sufrimiento que les causaba su enfermedad, y fue así como lograron recuperar su salud y aprender una lección que les cambio su vida para siempre.

Te invito a ti, mi lector sano, que veas esas 14 historias como una película que te está mostrando lo que te pudiera pasarte si llegaras a cambiar de bando y por lo tanto, aprende del mensaje que surge de la lucha de cada una de esas personas por recuperar su salud y aplícalo en tu vida y en la de tus seres queridos para que siempre sean personas sanas y nunca entren al territorio de la enfermedad.

Pero como no podemos ser eternos, es posible que más tarde o más temprano recibas la visita inesperada de una enfermedad, que ha llegado para quedarse en tu vida, de forma temporal o permanente, dependiendo de cómo la trates y de los que estes dispuesto a hacer para sacarla de tu vida. Cuando ese momento llegue, que espero que sea muy tarde, te pido que recuerdes este libro y la historia de mis 14 pacientes, que han querido trasmitirte este mensaje, que espero que pueda serte de utilidad cuando te toque, como nos tocará a todos, ser un paciente enfermo.

A mis lectores que son ***personas enfermas***, es decir, pacientes, como son llamados en los centros hospitalarios y en el sector sanitario en general, lo primero que deseos decirles es que los comprendo, mucho más de lo que puedan pensar, básicamente porque he pasado 37 años de mi vida hablando, conociendo y ayudando a miles pacientes a resolver su problema de salud.

A través de esa larga experiencia he podido sentir y ver de cerca los mil rostros de la enfermedad y la forma como impacta la vida física, mental, emocional, espiritual y social de cada una de las personas que la sufren. Además de ello, quiero decirles que los comprendo aún más, porque también he sido paciente enfermo, y a lo largo de mi vida me he enfrentado a gastritis, reflujo gastroesofágico, hemorroides, cálculos urinarios, próstata recrecida, hipertensión arterial, y Covid-19 complicado con neumonía, por lo tanto, he estado en esos zapatos y sé exactamente lo que se siente. He sufrido los rigores de esas enfermedades, he temido por mi vida y he llorado lágrimas amargas cuando he perdido ese tesoro tan preciado que es la salud.

Mis reflexiones finales para ustedes, es que suspiren y sientan la fuerza de la esperanza, porque mis 14 pacientes, cuyas experiencias ya han leído, justo quieren trasmitirles el mensaje de que *sí* existen soluciones para enfermedades consideradas incurables por la medicina convencional.

El mensaje de esperanza es para cada uno y todos los pacientes que padecen una enfermedad, bien sea que la tengan controlada, y más aún si la tienen descontrolada y viven asolados con síntomas terribles que les hacen tener muy mala calidad de vida.

La historia de mis 14 pacientes, que es la misma historia de cientos y miles pacientes que he conocido y atendido, lo que quiere trasmitirles, es que *sí hay esperanza* y posibilidades reales de salir del mundo oscuro de la enfermedad y volver al mundo luminoso de la salud.

Si tú no has encontrado ese cambio y esa solución, que es lo que anhelamos cuando estamos enfermos, entonces ya sabes que existen otros caminos, reales, verdaderos, comprobados, recomendados y avalados por muchos pacientes y muchos médicos alrededor del mundo, que hemos optado por la medicina no convencional o tradicional, como la llama la OMS, y que ya se encuentra en una fase de integración con la medicina oficial, para brindar las mejores soluciones en la tarea de vencer a las enfermedades. Además, si aún te quedan dudas, la medicina holística e integrativa ya goza también del respaldo de una sólida evidencia científica, solo tienes que investigar un poco y lo comprobarás.

La otra reflexión final que tengo para mis queridos lectores pacientes enfermos, es que ustedes poseen un *poder inmenso* en sus manos, del cual deben darse cuenta, para usarlo en el beneficio de ustedes mismo y también en el de la medicina como institución. Ustedes conforman un conglomerado gigantesco alrededor del mundo y representan una fuerza matriz con gran potencial y si dirigen ese potencial para influir sobre la institución médica pudieran ser el factor determinante para rescatarla del abismo en que ha caído y devolverla al papel digno y glorioso que siempre ocupó en la sociedad, trabajando sin descanso y con compasión por el bienestar de la humanidad afectada por la enfermedad

Ustedes, mis queridos lectores pacientes enfermos, tienen el poder en sus manos de desatar la *Gran Revolución Médica* del siglo XXI, la que puede ponerle un final a la abominación que viene practicando la medicina convencional oficial y darle paso al crecimiento de una medicina verdaderamente humanizada que sea eficiente y compasiva con la humanidad doliente.

Y no tienes que *sorprenderte* con esta idea, porque no tienes que realizar ninguna cosa extraordinaria, aunque la palabra *Revolución* te suene a conflictos y te inspire temor. Sólo tienes que enterarte de cuáles son tus derechos como paciente, que están establecidos e inscritos en la *Declaración universal de los derechos de los pacientes,* emitida en el último tercio del siglo XX, y que seguro podrás encontrar en cualquier buscador de internet, como Google o Yahoo, por ejemplo.

Si cada paciente, conocedor cabal de sus derechos, comienza a exigir que sean cumplidos por parte de cada uno de los médicos que los atienden en cualquier hospital, centro de salud, medicatura, ambulatorio o clínica privada, les puedo asegurar que van a generar una inmensa presión y un conflicto gigantesco dentro del corazón de la medicina convencional, que al no poder darle una respuesta coherente al problema, porque no la tiene, terminará sufriendo un infarto mortal.

Cuando conozcas tus derechos como paciente y decidas comenzar a luchar, con valentía, determinación y coraje, a defenderlos en todo terreno, consciente de que te estás jugando tu salud y tu vida, o la de tus seres queridos que también puedan ser pacientes enfermos en este momento; podrás tener las ideas y los argumentos precisos y claros para conversar con tu médico, y cada vez que sientas que él está actuando en favor de otros intereses y de espaldas a tus intereses, que deberían ser los únicos a los que debería consagrarse, podrás increparlo e invitarlo a reflexionar.

Para hacer eso, solo tendrás que mirarlo directamente a los ojos, sabiendo que ese profesional tiene, o esta supuesto a tener, una *vocación* en su corazón.

Una vocación que lo impulsó a estudiar medicina durante un largo tiempo y con gran sacrificio terminó su carrera y seguramente después hizo una o varias especialidades, con mucho trabajo y sacrificio también, y le dirás con tus propias palabras, algo como esto :

"Doctor, con todo el agradecimiento que le profeso por lo que ha hecho y sigue haciendo por mí, y con todo el respeto que me merece por su formación y ejercicio profesional, debo decirle algo que espero no lo haga sentirse ofendido o irrespetado, porque no es esa mi intensión, y si se llegara a sentir así, le ruego, de todo corazón me perdone. Lo que deseo decirle es que siento que usted no está cumpliendo con mis derechos como paciente y está faltando a su sagrada vocación de médico, esa que lo ha llevado a estudiar y trabajar con sacrificio por tantos años para llegar hasta aquí, justo a estar frente a un paciente más que soy yo; y lo digo, porque no me siento satisfecho con su asistencia, porque no ha mostrado compromiso, respeto y compasión en la resolución de mi problema de salud.

Porque no me dedica tiempo, porque no conversa conmigo para explicarme lo que tengo, los pro y los contra de los tratamientos que me ha mandado, las otras posibilidades de tratamiento que existen. Porque no me ha mostrado su determinación para romper todas los prejuicios y llegar hasta donde tenga que llegar para ayudarme a recuperar mi salud, que he perdido, y me mantiene en la condición de enfermo doliente. Por el contrario, se ha limitado a verme como un paciente más, al cual le dedica lo mínimo necesario, siguiendo un protocolo institucional, sin salirse de su zona de confort y asegurando su rentabilidad financiera por encima de todo, y como consecuencia de ello, yo sigo siendo un esclavo de las farmacias, de los hospitales, y de los laboratorios, para vivir en un túnel oscuro de inseguridad, de infelicidad y de sufrimiento, soportando los rigores de una enfermedad que usted no ha podido vencer, porque la ha calificado de incurable, idiopática, de causa desconocida o cualquier otro argumento que explique su incapacidad para resolverla.

Me encantaría que esta noche, cuando ponga la cabeza en su almohada, piense en mis palabras y se haga esta pregunta ¿en qué momento perdí la verdadera esencia de ser médico? Y si logra responderla, ojalá que al despertarse en la mañana siguiente, salga de la cama con la determinación de comenzar a rescatarse como profesional y volver a ubicar a sus humildes pacientes, como yo, en la primera prioridad de su acto médico".

A mis lectores que son **Estudiantes de Medicina,** que pasan la mayor parte de sus días en la Facultad de Medicina, estudiando para convertirse en la próxima generación médica de relevo, los que serán los futuros directores de hospitales, ministros de salud, cabezas de grupos de investigación, jefes de algún departamento médico especializado o epidemiólogos y trabajadores de la salud pública, o simplemente médicos dedicados a llevar su consulta privada u hospitalaria, viviendo miles experiencias con sus pacientes, en otras palabras, los que tienen en sus manos, en este momento, lo que será el futuro de la medicina. Para ustedes también tengo algunas reflexiones finales.

Seguramente que si compraste este libro fue porque te llamó la atención el título, o la descripción del mismo que he escrito en la contraportada. Esa frase de *Segunda Opinión* o la otra de *Solución Alternativa*, es posible que hayan resonado con algo que llevas en tu corazón o en lo profundo de tu mente, y quizás ese es un signo que señala que eres un buen candidato para explorar y quizás estudiar en algún momento de tu futuro, todo lo que tiene que ofrecerte la llamada *otra medicina,* también conocida como *tradicional, integrativa o biológica.*

No descarto, que otros pocos estudiantes de medicina que tengan este libro en sus manos, lo hayan hecho por recomendación de otro, porque se lo regalaron o porque lo compraron por curiosidad, pero la mayoría de estos estudiantes me habrán descartado de inmediato al leer la descripción del mismo o quizás llegaron hasta el prólogo, y pensaron *otro charlatán más,* y tiraron el libro en cualquier lugar, si acaso no el cesto de la basura. Este tipo de estudiantes no pierden su tiempo leyendo lo que ellos consideran *basura pseudocientífica,* que es la frase despectiva preferida de sus profesores de medicina para referirse a todo lo que tiene que ver con el mundo de la *medicina no convencional,* porque esta clase de estudiantes de medicina, son los que han sufrido de forma más intensa el adoctrinamiento de *endiosamiento* que se sufre en la escuela de medicina.

Mi *primera reflexión* para mis queridos lectores estudiantes de medicina, sean de la categoría que sean, que hayan tenido la experiencia de leer todo el contenido de este libro y hayan llegado hasta este punto, es una especie de *advertencia* sobre la cual quiero prevenirlos. Cuando ustedes iniciaron los estudios de medicina, iniciaron un proyecto que duraría entre 5 y 8 años, dependiendo del país donde estén estudiando, y durante ese tiempo van a vivir o sufrir, un proceso de *adoctrinamiento de endiosamiento* con rasgos casi religiosos y fundamentalistas, del cual casi nadie se percatará.

El proceso de *adoctrinamiento de endiosamiento* los irá transformando en una persona diferente a la que eran cuando comenzaron sus estudios, les irá cambiando su visión del mundo, de la sociedad y de las personas, y en la medida que sus conocimiento vayan aumentando y vayan aprobando materias y pasando de un año al siguiente, irán sintiendo en lo más profundo de su subconsciente que pertenecen a una clase privilegiada de persona.

Porque se la está dando un conocimiento especial con un gran poder para incidir en la vida de todos sus futuros pacientes, para erradicar sus males y enfermedades, comprender sus conductas y afectar sus decisiones. Ese poder les dará una extraordinaria sensación de superioridad, envestida de una fuerte carga de arrogancia y prepotencia, todas sustentadas por un piso de soberbia que se manifestarán en su lenguaje verbal y sobre todo gestual.

Al final del proceso, cuando se graduen de médicos, recibirán en el aula magna de su universidad, el título de *dioses del olimpo,* y luego comenzarán a ejercer en clínicas y hospitales como verdaderos *sabelotodo* que caminan todo el tiempo sobre una alfombra roja, y que ven a todos los demás seres que los rodean, como de menor categoría humana, insignificantes ignorantes que no tienen la más mínima idea de lo que es el cuerpo humano, de cómo trabaja y como se relaciona con una sociedad y un ambiente, que también ellos conocen a la perfección, y todo ese conocimiento, que adquirieron con tanto estudio y sacrificio durante más de cinco años, les merece recibir un trato especial y casi reverencial.

El *adoctrinamiento de endiosamiento* afecta a todos los estudiantes de medicina en un grado de intensidad variable, dependiendo de los valores y principios previos que formaban su personalidad antes de llegar a la escuela de medicina. Este proceso no es una casualidad o algo natural, sino que forma parte de un plan bien estudiado y diseñado para convertirlos a todos en *esclavos* y los mejores defensores de la institución médica convencional, además de los peones perfectos de la industria farmacéutica, la madre proveedora de todos los recursos financieros que soportan la infraestructura sobre la que funcionan la mayoría de la universidades, hospitales, clínicas, institutos, ministerios de sanidad, y hasta la OMS.

Durante el proceso de *adoctrinamiento de endiosamiento,* se le da gran énfasis e importancia a crear la mentalidad y convicción en el estudiante, de que debe ver y percibir todo lo que venga de la llamada medicina no convencional, como información *pseudocientífica* que lo único que pretende es *estafar* a los incautos, *timar* a sus clientes, y practicar la *intrusión profesional* de la sacrosanta medicina convencional, única poseedora de la verdad científica ya que está totalmente acreditada por todas las instituciones nacionales e internacionales. Por todo ello, los futuros médicos deben rechazar, descalificar y desprestigiar con toda la fuerza de su razón y de sus emociones negativas a todos aquellos que practican o simpatizan con ese mundillo, sea quien sea, desde simples médicos generalistas hasta premios nobel de medicina, a los cuales hay que percibir como contaminados con los maleficios y la basura intelectualoide de una *pseudomedicina pagana*.

Como yo pasé 7 años en la facultad de medicina, también viví ese *adoctrinamiento de endiosamiento* y por eso te puedo hablar de él como lo estoy haciendo, y no porque lo haya leído en alguna revista o libro, sino porque lo sufrí en carne propia y se lo hice sufrir a muchos pacientes durante los primeros 15 años de mi práctica médica.

Para que te hagas una idea de la magnitud del *perjuicio* que puede crear este terrible *adoctrinamiento de endiosamiento* en la relación médico-paciente, te voy a informar de que en España, cuando vas a inscribirte por vez primera en el colegio médico para ejercer allí la profesión, te exigen un requisito muy curioso, debes adquirir un *Seguro de Protección Personal*, algo que nunca había escuchado en los 24 años previos que ejercí entre Venezuela y EE.UU.

Cuando pregunté en qué consistía ese seguro y por qué debía tomarlo, me respondieron que en España es frecuente que los pacientes agredan a los médicos, y que incluso han llegado hasta asesinar algunos médicos, debido, la mayoría de las veces, a un supuesto maltrato y desprecio por parte del médico y/o una mala praxis que afectó seriamente la salud y la vida de un paciente o algunos de sus familiares.

La *segunda reflexión* que tengo para ti, mi estimado lector estudiante de medicina, es que *no todo lo que brilla es oro*. Quiero que sepas que en el año 2000, siendo cardiólogo jefe en un hospital distrital en Venezuela fui invitado por la industria farmacéutica para asistir al congreso mundial de cardiología auspiciado por la *Asociación Americana de Cardiología (AHA)*, en la ciudad de Nueva Orleans. Compartí una semana con más de 10.000 cardiólogos de todo el mundo, concentrados en un Centro de Convenciones, un edificio de 5 pisos con cientos de salones lujosos donde se dictaban simultáneamente más de 30 conferencias diarias, con hotel, comidas, libros y revistas, todo incluido y cubierto por la farmaindustria.

Lo interesante del relato es que en el último día del evento entré a una conferencia que dictaba el presidente de la *AHA* de ese año, y uno de los cardiólogos más destacados de los EE.UU. para esa época. El título de su conferencia era : *"Lectura crítica de la literatura científica"*, y el salón estaba abarrotado, con unos 200 cardiólogos asistentes. En esa conferencia, este colega dijo que debíamos tener mucho cuidado cuando leíamos los trabajos publicados en las revistas científicas médicas, sea la que fuera, porque la realidad es que más del 75% estaba sesgado.

Durante toda la conferencia presentó más de 20 artículos extraídos de revistas como Lancet, New England Journal of Medicine, JAMA, y muchas otras consideradas serias y creíbles. Presento evidencia de cómo la información estadística de más del 70% de los artículos presentados estaba manipulada para llegar a las conclusiones de los artículos, que todas eran favorables para apoyar el uso de una medicación nueva para tratar las distintas enfermedades cardiovasculares.

Cómo la estadística usa un lenguaje muy técnico y hermético que no entendemos la mayoría de los médicos, salvo raras excepciones, pues ese es el punto por donde la farmaindustria crea sus grandes *argucias leguleyas* para sustentar las grandes *mentiras* que nos vende.

Cual verdades incuestionables y absolutamente *científicas,* y todos los médicos convencionales se las creen como si fueran enseñanzas emanadas de dios.

Como la farmaindustria controla los contenidos de lo que se enseña en las escuelas de medicina, pues te invito a que pienses cuantas mentiras no te podrán contar en los años que estarás recibiendo tu *adoctrinameinto de endiosamiento,* y tú te las crees toditas, porque esa información está respaldada por toda una institución médica universitaria y por acreditados doctores, que son tus profesores.

El principal objetivo de las publicaciones científicas es fijar los *dogmas* científicos imperantes en cada época de la historia, y así, cualquier revista de prestigio admite publicar un trabajo *disparatado* si cumple con dos condiciones : que suene bien y que apoye los prejuicios de los editores.

Estudios publicados por las propias revistas, declaraciones de sus editores y un análisis de sus relaciones con la farmaindustria permiten concluir que la manipulación y falsificación de datos, la censura y las perversiones metodológicas y morales, son un problema estructural derivado de la función de la ciencia como sostenedora del poder.

La evidencia de esta realidad es *aplastante.* No te puedo anotar todas las referencias, porque tendría que escribir otro libro completo para ello, pero te voy a pasar algunos datos, cuya veracidad puedes comprobar cuando lo desees.

*-El Dr. Jim Nuovo publicó un artículo en JAMA donde presenta sus conclusiones de la revisión de 359 estudios sobre nuevos medicamentos publicados entre 1989 y 1998 en revistas prestigiosas como *Lancet, BMJ, JAMA, etc.* Tan solo 26 de ellos habían publicado estadísticas que realmente recogieron los efectos secundarios de los tratamientos en los pacientes. Es decir, 333 estudios *mentían u omitían* datos.

*-Richard Smith, el editor de BMJ, una de las más importantes revistas del mundo, realizó una de las declaraciones más duras que puede recibir la comunidad científica:

"El fraude de las investigaciones clínicas es como el abuso infantil, una vez que existe se empieza a observar lo frecuente que es". El editor pronunció estas palabras durante la celebración del primer congreso internacional de Medicina de Hong Kong. Insistió en que tanto los métodos de detección e investigación, como las conclusiones de los ensayos clínicos son *deshonestos* y absolutamente *inadecuados.* Los casos

de fraude incluyen la fabricación de datos o la invención completa de ellos. Este experto insistió en la necesidad de que las instituciones deben crear mecanismos para evitar esta conducta poco ética (El Mundo 13/12/98).

El lector medio de las revistas científicas son los profesionales sanitarios e investigadores en sus múltiples ramificaciones, y se creen que lo que publican es real :

*-Que conocer el genoma humano permitirá erradicar las enfermedades

*-Que las vacunas ayudaron a erradicar las enfermedades contagiosas

*-Que la única forma de controlar el VIH es con fármacos agresivos

*-Y un largo etc, etc, etc, etc.

¿Qué sucedería si la mayoría de los médicos se hiciera consciente de repente de que la información que recibe no es la verdad, toda la verdad y nada más que la verdad, sino que está elaborada por quienes controlan esas revistas?, ¿Qué sucedería si decidiera darse por enterado de que existen científicos honestos e independientes que ofrecen análisis y resultados alternativos?.

Mi tercera y *última reflexión* para ti, estudiante de medicina, es que debes estar consciente de que tú eres el futuro de la medicina y puedes ejercer un importante rol activo en la *Gran Revolución Médica del siglo XXI*, y tu función como soldado en esa batalla es proteger tu pureza y tu potencial, justo ahora que te estás formando como médico.

Para lograrlo debes buscar mecanismos para luchar en contra del *Adoctrinamiento del endiosamiento*, como buscar la ayuda de un psicólogo para que te permita detectar rasgos de megalomanía, autosuficiencia, arrogancia y soberbia en tu personalidad.

Y además, te de herramientas para combatirlas, y eso debes hacerlo desde ahora y principalmente después de que te gradúes y comiences a ejercer.

Otra misión para este soldado es cuestionar y no creer nada de lo que le digan sus profesores y lea en las revistas científicas, a menos que contraste la información con otros medios, como por ejemplo, la literatura médica no convencional. Solo aceptar información en la cual no haya ninguna pista de la intervención de la farmaindustria en ese artículo, revista, libro o institución publicadora, y descartar todo lo publicado que no tenga la declaración de los autores de que ellos no incurren en *conflictos de intereses.*

Si logras salir de la escuela de medicina libre de todos estos prejuicios, cosa que te va a costar mucho trabajo, quizás puedas aportar tu granito de arena en el rescate de una medicina más honesta y humana, y te salves de las garras de la medicina convencional que te espera para convertirte en su esclavo y peón para que trabajes sin descanso para aumentar sus arcas del tesoro.

Mis últimas reflexiones son para mis colegas, los **Médicos** en ejercicio, sean de la condición que sean, generalistas, especialistas o super especialistas, desde los sencillos médicos de atención primaria hasta los inminentes médicos jefes de hospitales, clínicas, grupos de investigación, o profesores universitarios. Estoy consciente de que muy probablemente el número de médicos convencionales que compren y lean este libro, será muy bajo y pobre, porque tal vez, solo al leer el título saldrán espantados y ni siquiera lo tocarán y mucho menos lo ojearan para ver de qué se trata. Sólo la frase *Solución Alternativa* les disparará todas las alarmas que lleva en su cerebro y que le fueron grabadas con fuego desde su época de estudiante de medicina y reforzadas continuamente en cada curso de actualización, congreso médico o curso de maestría o especialización que haya hecho después de haber egresado de la escuela de medicina.

Como también sé que alguno que otro puede que compre y lea este libro, movidos por la curiosidad o quizás porque alguna vez, o recientemente, se han sentido atraídos por saber un poco más de la medicina no convencional, porque algunos pacientes de su consulta o de la de otros colegas, han reflejado grandes mejorías e incluso la sanación total de un trastorno de salud, después de haber sido tratado por un médico de la otra medicina y él o sus colegas habían fracasado antes con esos pacientes, incluso después de haber aplicado los tratamientos más novedosos que recomienda la farmaindustria y/o los artículos publicados por las más afamadas revistas científicas.

De cualquier manera, confío en que después de leer todo este libro, pueda crear al menos una sensación de *conflicto interno* o incrementar las *dudas* que pueda tener cualquier médico convencional, debido a los resultados que ha obtenido en su práctica médica, basada 100% en el uso de medicamentos.

También estoy consciente de que las reflexiones que voy a ofrecerle a mis colegas, los médicos convencionales, que tengan la extraña e inexplicable experiencia de haberme leído de forma completa, van a chocar estrepitosamente contra las murallas de piedra sólida que yacen en sus cerebros y sostenidas por el *adoctrinamiento de endiosamiento* que recibieron en la escuela de medicina y han mantenido a lo largo de los años, porque forma parte inherente a su personalidad médica. Mis reflexiones también se estrellarán contra el millón de *datos falsos* que mis colegas llevan almacenados en sus memorias después de haber recibido tanta información médica de libros, revistas, podcast, congresos, cursos de maestrías y postgrados.

Todo un mundo de conocimientos que han considerado 100% verdadero y científico, sin siquiera sospechar que la realidad es totalmente diferente, como ya hemos demostrados en los párrafos anteriores.

Sin embargo, si después de haber leído todo este libro, y en especial mis últimas reflexiones entregadas en este epílogo, logro despertar, aunque sea en uno solo de ellos una *chispa de luz* en su corteza cerebral o en su cerebro emocional;

Que lo haga pensar y/o sentir, que quizás yo pudiera tener razón y por ese motivo él mismo ha visto y constatado cómo la gran mayoría de los pacientes que ha tratado a lo largo de su carrera médica, salvo escasa excepciones, nunca se han sanado por completo de sus enfermedades crónicas y degenerativas, teniéndose que conformar con un buen control de los síntomas que agobian a sus pacientes aunque para ello los hayan tenido que convertir en *esclavos felices* de las farmacias, yo daría por cumplida la misión que persigue esta publicación.

Mi *primera reflexión* para mis lectores médicos, se las voy hacer desde el sufrimiento y el dolor que han sentido cuando alguna vez ellos o un familiar muy querido se han enfermado de forma preocupante.

Cuando nosotros los médicos o un familiar muy cercano ha caído presa de una enfermedad preocupante solemos buscar el mejor de los colegas médico para recibir tratamiento, uno con el que podamos hablar, que nos explique todos los detalles, tiempo y paciencia, que nos inspire confianza de que ha sido la mejor opción que hemos escogido porque es muy capacitado, ha tenido experiencias previas en la resolución de casos similares y hará todo lo posible, con ética y compromiso para resolver nuestro problema de salud.

Hipócrates en su famoso juramento señala : *"Todo médico está obligado a tratar a cada paciente como si se tratara de un familiar muy querido, con la misma dedicación, compromiso y amor"*. Entonces yo te invito a que te preguntes si tú practicas este mandato hipocrático en tu consulta, o por el contrario, sueles tratar a tus pacientes desde tu acostumbrado *adoctrinamiento de endiosado* y les das un trato de seres inferiores y sin embargo, cuando eres tú o un familiar el que está enfermo, buscas y deseas el mejor médico posible.

Si tú eres esa clase de médicos que usa esa doble moral, de darle lo mínimo de tu profesionalidad a tus pacientes, porque no vas a sacrificar tu zona de confort, pero deseas lo mejor de la profesionalidad de un colega cuando se trata de ti o de un familiar, entonces simplemente está *violando* el mandato hipocrático y estás *traicionando* tu vocación.

Por eso te invito a que reflexiones en ello y cada vez que tengas a un paciente frente a ti, piensa en tu familiar cuando estuvo muy enfermo, toda la angustia, desesperación y sufrimiento que pasaste hasta que se superó el problema y ponte en los zapatos de tu paciente y compadécete de él en la misma medida con que lo harías con un familiar enfermo.

Mi *última reflexión* para ti, mi apreciado lector médico, es para incorporarte en la *Gran Revolución Médica del Siglo XXI*, un experimento que debemos ejecutar todos juntos y a la vez, publico general, pacientes enfermos, estudiantes de medicina y médicos en ejercicio para poder salvar a la medicina, nuestra amada profesión, de las garras de la abominación de una *mafia criminal* que la está utilizando con el único propósito de lucrarse de forma desmedida.

Aplastando en ese proceso todo lo que milenariamente ha sido parte de la medicina : la relación médico-paciente, el interrogatorio detallado y el examen físico, la libertad del médico para pensar, deducir y actuar en función de la información que le ha brindado su paciente, el derecho que tienen tanto el médico como el paciente de escoger el mejor tratamiento posible, sea convencional o no convencional, pero con seguridad de respaldo científico de que va a funcionar de manera óptima, y todo enmarcado en el respeto, el compromiso, la compasión y la ética que debemos guardar con cada uno de los pacientes.

Mientras que los estudiantes de medicina, los pacientes y el público general deben ir en la retaguardia de esta revolución que pretende rescatar a la medicina de siglo XXI, somos los médicos en ejercicio, los ya graduados y con experiencia, los llamados a ser los soldados que deben ir al frente de esta batalla para pelearla con nuestras mejores armas, aquellas que hemos labrado a lo largo de nuestra experiencia profesional, y que llevamos puesta con el símbolo de una *bata blanca,* que representa nuestra vocación y compromiso.

No se trata de hacer huelgas médicas y paralizar los hospitales, ni salir a marchar con pancartas frente a los lobbies farmacéuticos exigiendo mejoras para nosotros en nuestras reivindicaciones.

Se trata de algo diferente, más profundo e inteligente que debemos hacer para ejercer un efecto verdaderamente transformador de la práctica médica actual.

Lo que te sugiero que hagas como soldado voluntario en esta batalla por nuestra medicina es un cambio de actitud de tu parte.

Por un lado, que trates de luchar contra el *adoctrinamiento de endiosamiento* que caracteriza a tu personalidad médica frente al paciente, desde que saliste de la escuela de medicina y que seguramente se ha ido acrecentando a lo largo de los años en la medida que has adquirido mucha más información a través de los cursos, maestrías y postgrados que has realizado, que lejos de hacerte más *humilde* te han llevado más cerca de los *dioses del olimpo,* creando un gran abismo de separación entre tú y tus pobres pacientes a los cuales ya no puedes ni oír ni tocar, porque solo te dan 5 minutos para atenderlos en cualquier hospital del mundo.

Por otro lado, te sugiero que trates de *desmontar* de tu cerebro toda la información falsa que has acumulado a lo largo de los años recibiendo información médica procedente de un solo sector, la industria farmacéutica, cuya veracidad ha sido puesta en tela de juicio, como mencioné en párrafos anteriores, con una evidencia abrumadora y demostrada por sendos trabajos científicos publicados en las mismas revistas que usan para engañarte publicación tras publicación.

Trata de contrastar toda la información que tienes buscando fuentes diferentes de información, puedes comenzar con la extensa bibliografía que te presento en este libro y te sugiero que cada vez que vayas a tratar a un nuevo paciente intentes de investigar lo que opina la *medicina no convencional* al respecto del origen, evolución y tratamiento de esa patología, y si aplicas lo mejor que tu criterio te señala en función de ofrecerle lo mejor de las dos medicinas a tu paciente, te aseguro que vas a comenzar a ver los mismos resultados que he contado en los 14 casos clínicos que he compartido en este libro.

Y si no te siente seguro ni confiado usando terapias que no conoces ni dominas, simplemente trata de formarte en esos nuevos terrenos, en cualquiera de las universidades e instituciones que los ofrecen, que ahora abundan por doquier.

Lo que te estoy sugiriendo es que te vayas transformando en otra clase de médico, uno que entiende que la medicina es una herramienta que solo nos pertenece a los médicos y que nos formamos con un mandato ético de usarla única y exclusivamente para generar un bien a nuestros pacientes y a toda la humanidad dolida y nunca para hacerle daño, como lo señala el primero y más radical de los principios hipocráticos : *"Primero no hacer daño".*

Mientras sigas siendo el *peón* de la industria farmacéutica, que seguramente lo eres sin saberlo, y lo compruebas y reafirmas cada vez que usas tu bolígrafo para escribir en tu recetario los medicamentos que le vas a recomendar a tu paciente y a todos ellos, en cada consulta médica, sin importarte lo que le suceda a ese paciente, sin valorar los efectos secundarios, sin saber si su calidad de vida mejorará o empeorará o incluso si pudiera morir como consecuencia de los efectos de esa medicación. Si continuas por ese camino, sin cuestionar nada de lo que te diga la industria farmacéutica, mientras disfrutas de tu zona de confort, estarás empujando a nuestra amada medicina al abismo al que la ha lanzado esa *mafia criminal* que la ha parasitado pero que nos pretende engañar presentándose como la gran bienhechora de esta historia.

Estas reflexiones que te estoy ofreciendo solo podrán conseguir un terreno fértil en tu corazón si en verdad posees una verdadera *vocación* médica y no eres uno de esos casos que estudió medicina por cualquier otra razón.

Algunos médicos lo son por un patrón familiar o la búsqueda de prestigio social.

O si tampoco eres un médico que estudió esta profesión impulsado por una auténtica vocación, pero que la ha perdido o enterrado en algún lugar del camino recorrido, para substituirla por otros valores de carácter político, financiero, administrativo, etc, que se acomodan mejor a sus intereses y a una amplia y ancha zona de confort. Pero este análisis no me corresponde a mi hacerlo y es algo que solo puede hacer tu propia consciencia.

Bibliografía

Capítulo 1

1.-McNally EM, Kaltman JR, Benson DW, et al;Working Group of the National Heart, Lung, and Blood Institute; Parent Project Muscular Dystrophy. *Trastornos Cardiacos asociados a la Distrofia Muscular de Becker y Duchenne. Circulation.* 2015;131(18):1590-1598.

2.-McNally, Elizabeth M., MD. *Miocardiopatia en la Distrofia Muscular, ¿Cuándo tratar?.* The Journal of the American Medical Association (JAMA). Febrero 20, 2017.

3.- Bourke JP, Bueser T, Quinlivan R. *Prevención y tratamiento de las complicaciones cardíacas en la distrofia muscular de Duchenne y Becker y la miocardiopatía dilatada ligada al cromosoma X.* Octubre 2018. La Biblioteca Cochrane

4.-www.ornish.com : 37 años de evidencia científica por Dean Ornish, MD® 2019

5.-The HALE project, JAMA 292: 1433-1439, 2004. Mediterranean diet and CAD.

6.-J Am Coll Cardiol 45: 1379-1387, 2005. Diet and cardiovascular disease

7.-JAMA 288: 2569-2578, 2002. Optimal diets for prevention of CAD

8.-Circulation 99: 779-785, 1999. Mediterranean diet after Miocardial Infarction

9.-JAMA 292: 1440-1446, 2004. Mediterranean diet and endothelian dysfunction

10.-JAMA 293: 43-53, 2005. Comparison Ornish, Atkins, Zone diet and CAD

11.-Lancet 343: 807-809, 1994. Magnesium and Myocardial Infarction

12.-Circulation 92: 2617-2621, 1995. Magnesium reduce MI size

13.-Biomed Environ Sci 10: 220-226, 1997. Selenium and cardiovascular disease

14.-Acta Diabetol 37: 33-39, 2000. Niacina y Peroxidación lipídica

15.-J Clin Endocrinol Metabol 86: 1845-1846, 2001. Homocysteine, B9 y B12 vitamin

16.-Circulation 97: 2222-2229, 1998. Vit C improves endothelium function

17.-Clin Science 98: 455-460. Vit C improves CV response in smokers

18.-Am Heart J 97: 378-388, 1979. Role of L-Carnitine in fatty acid metabolism on ischemic myocardium

19.-Clin Cardiol 8: 267-282, 1985. Therapeutic effect of taurine in CHF

Capítulo 2

1.-Cañate, Jorge, MD y Arequipa M. Adrian Arturo. *Tejido Linfoide Asociado a Mucosas : MALT, GALT, BALT, SALT.* Universidad Técnica de Manabi, Cátedra de Inmunología. Enero 2020. https://www.slideshare.net/adriancitoarequipa/malt-tejido-linfoide-asociado-a-mucosas

2.-Castrillón Rivera, Laura, et all. *La Función Inmunológica de la Piel.* Revista Mejicana de Dermatologia, 2008 (52) pag. 211-214. https://www.medigraphic.com/pdfs/derrevmex/rmd-2008/rmd085b.pdf

3.-Arrieta, Ana Santos. *Sistema GALT y traslocación Bacteriana.* Revista Heath & Medicine. Mayo 2016.

https://www.slideshare.net/anniesantos3139/galt-y-translocacion-bacteriana

4.-Serra, Jaume. *7 claves para potenciar el sistema inmunitario.* Revista Cuerpo Mente. Enero 2020 11:52.

https://www.cuerpomente.com/salud-natural/terapias-naturales/7-formar-potenciar-sistema-inmunitario_4255

5.-Puig, Ramiro E. *El Intestino : pieza clave del sistema inmunitario.* Revista Española de Enfermedades Digestivas. Volumen 100 # 1. Madrid Enero 2008. http://scielo.isciii.es/
scielo.php?script=sci_arttext&pid=S1130-01082008000100006

6.-Shanahan F. The intestinal immune system. In: Johnson LR, editor. Physiology of the gastrointestinal tract. New York: Raven Press; 1994. p. 643-84.

7.-Smith DW, Nagler-Anderson C. Preventing intolerance : The induction of nonresponsiveness to dietary and microbial antigens in the intestinal mucosa. J Immunol 2005; 174: 3851-7.

8.-Woof JM, Mestecky J. Mucosal immunoglobuli. Immunol Rev 2005; 206: 64-82

Capítulo 3

1. Rezaie A, Buresi M, Lembo A, et al. Hydrogen and methane based breath testing in gastrointestinal disorders: The North American Consensus. Am J gastroenterol 2017; 112: 775-84.

2. Calloway D, Calasito D, Mathew R. Gases produced by human intestinal flora. Nature. 1966; 212: 1238

3. Levitt M, Donald son R. Use of respiratory hydrogen (H2) excretion to detect carbohydrate malabsorption. J Lab Clin Med. 1970; 75: 937-45.

4. Ravich V, Bayless T, Thomas M. Fructose: incomplete intestinal absorption in humans. Gastroenterology. 1983; 84: 26

5. Domínguez-Jiménez J, Fernández A, Ruiz S, et al. Test de tolerancia a la lactosa reducido a 30 minutos: un estudio exploratorio de su facilidad e impacto. Rev Esp Enferm Dig. 2014; 106: 381-5

6. Yang J, DFox M, Chu H, et al. Four-sample lactose hydrogen breath test for diagnosis of lactose malabsorption in irritable bowel syndrome patients with diarrhea. Worl J Gastroenterol. 2015; 21: 7563-70.

7: 312-7. 17. Álvarez M, Miquel JF, Ibáñez P. Intolerancia a la lactosa. En: Enfermedades del colon e intestino. 2007.

8. Petschow B, Doré J, Hibberd P, et al. Probiots, prebiots and the host microbiome: The science of translation. Am N Y Acad Sci. 2013; 1306: 1-17.

9. Quigley E. and Quera R. Small intestinal bacterial overgrowth: Roles of antibiotics, prebiotics and probiotics. Gastroenterology. 2006; 30 (suppl 2): 578-90.

10. Sahakian A, Jees S, Pimentel M. Methane and gastrointestinal tract. Dig Dis Sci. 2010; 55: 2135-43.

11. Saad R, Chey W. Breath testing for small intestinal bacterial overgrowth. Maximizing test accurancy. Clin Gastroenterolo Hepatol. 2014; 12: 1964-72.

12.-Di Stefano M, Veneto G, Malservisi A, et al. Lactose malabsorption and intolerance in the elderly. Scand J Gastroenterol. 2001; 12: 1274–8.

13.-Van Rossum H, Van Rossum, Van Geenen E, et al. The one-hour lactose tolerance test. Clin Chem Lab Med. 2013; 51: 2

14.-Vonk R, Stellaard F, Priebe M, et al. The 13C/H2 glucose test for determination of small intestinal lactase activity. Eur J Clin Invest. 2001; 31: 226–33.

15.-Fell, P. Brostoff y M. Pasula. *Alta correlación entre los resultados del test de intolerancias alimentarias ALCAT y el desafío doble ciego en sensibilidades alimentarias.* Publicado en Annals of Allergy. 1988.

16.-Solomon, B. *"El ALCAT test : una guía y barómetro en la terapia para las Intolerancias Alimentarias y del Medioambiente. Environmental Medicine, vol. 9, 1992.*

Capítulo 4

1.-Akcay, Mufide Nuren. *La Presencia de anticuerpos antigliadina en enfermedades tiroideas autoinmunes.* Revista de Hepatogastroenterologia Diciembre 2003, 50 Suppl. 2. https://pubmed.ncbi.nlm.nih.gov/15244201/

2.- Prevalencia y diagnóstico precoz de la enfermedad celíaca en trastornos tiroideos autoinmunes.[1] Cuoco L, Certo M, Jorizzo RA, De Vitis I, Tursi A, J Gastroenterol Hepatol. Mayo de 1999; 31 (4): 283-7.PMID: 10425571

---

1.   https://pubmed.ncbi.nlm.nih.gov/10425571/

3.- Conferencia de UCLA. Enfermedades tiroideas autoinmunes: de Graves y de Hashimoto.[2] Ann Intern Med. Mar de 1978; 88 (3): 379-91.PMID: 204241 Revisión.

4.-Guidetti, Sategna. *"Enfermedades tiroideas autoinmunes y enfermedad celiaca"*. Eus J Gastroenterol Hepatol. Noviembre 1998, 10 (11) : 927-31. https://pubmed.ncbi.nlm.nih.gov/9872614/

5.-Strieder, Thea. *Factores de riesgo y prevalencia de trastornos tiroideos en un estudio transversal entre mujeres sanas familiares de pacientes con enfermedad tiroidea autoinmune.* https://pubmed.ncbi.nlm.nih.gov/12919165/

6.-Hakanen, M. *Enfermedad tiroidea autoinmune clínica y subclínica en la enfermedad celíaca del* adulto. Dig Dis Sci Diciembre 2001. 46 (12) : 2631-51. https://pubmed.ncbi.nlm.nih.gov/11768252/

7.-Mainardi, Elsa. *Autoanticuerpos relacionados con la tiroides y enfermedad celíaca: ¿un papel para una dieta sin gluten?.* J Clin Gastroenterol. Sep 2002. 35 (3) 245-8. https://pubmed.ncbi.nlm.nih.gov/12192201/

8.- Diferencias en el consumo de alimentos entre pacientes con tiroiditis de Hashimoto e individuos sanos.[3] Kaličanin D, Brčić L, Ljubetić K, Barić A, Gračan S, Brekalo M, Torlak Lovrić V, Kolčić I, Polašek O, Zemunik T, Punda A, Boraska Perica V.Sci Rep.2020 30 de junio; 10 (1): 10670. doi: 10.1038 / s41598-020-67719-7.

9.- Marwaha RK, Garg MK, J. Glutamic acid decarboxylase (anti-GAD) & tissue transglutaminase (anti-TTG) antibodies in patients with thyroid autoimmunity.[4] Med Res. 2013 Jan;137(1):82-6. https://pubmed.ncbi.nlm.nih.gov/23481055/

10.- Metso S, Hyytiä-Ilmonen H, Kaukinen K. *Dieta sin gluten y tiroiditis autoinmune en pacientes celíacos. Un estudio prospectivo controlado.*[5] Scand J Gastroenterol. Enero de 2012; 47 (1): 43-8. https://pubmed.ncbi.nlm.nih.gov/12192201/

Capítulo 5

1.-Rosen E, Materossian K, Grimm L. The role of vitamin D as a piece of the uterine factor infertility puzzle. Fertility and Sterility, 2019, 112(3): e35.

2.-Anagnostis P, Karras S, Goulis D. Vitamin D in human reproduction: a narrative review. Int J Clin Pract, March 2013, 67, 3, 225-235.

2.   https://pubmed.ncbi.nlm.nih.gov/204241/

3.   https://pubmed.ncbi.nlm.nih.gov/32606353/

4.   https://pubmed.ncbi.nlm.nih.gov/23481055/

5.   *https://pubmed.ncbi.nlm.nih.gov/22126672/*

3.- Moreno, I., Codoñer, F. M., Vilella, F., Valbuena, (2016). Evidence that the endometrial microbiota has an effect on implantation success or failure. *American Journal of Obstetrics and Gynecology, 215*(6),684703.
https://doi.org/https://doi.org/10.1016/j.ajog.2016.09.075

4.- *Chinese herbal medicine for female infertility: an updated meta-analysis.*[6] Ried K.Complement Ther Med. 2015 Feb;23(1):116-28. doi: 10.1016/j.ctim.2014.12.004. Epub 2015 Jan 3.PMID: 25637159 Review.

5.- Influence of acupuncture on the pregnancy rate in patients who undergo assisted reproduction therapy. Paulus W et al, Fertil Steril 2002 Vol 77, pg 721-724

6.- Influence of acupuncture stimulation on pregnancy rates for women undergoing embryo transfer, Smith C et al, Fertil Steril 2006 Vol 85, pg 1352-1358

7.-Increase of success rate for women undergoing embryo transfer by transcutaneous electrical acupoint stimulation: a prospective randomized placebo-controlled study. Zhang R et al, Fertil Steril 2011, 96, 4 Pg 912-916,

8.-*Herbal Medicines and Ovarian Hyperstimulation Syndrome: A Retrospective Cohort Study.*[7] Rasekhjahromi A, Hosseinpoor M, Alipour F, Maalhagh M, Sobhanian S.Obstet Gynecol Int. 2016;2016:7635185. doi: 10.1155/2016/7635185. Epub 2016 Sep

9.-Fertility Madrid, Centro de Reproducción asistida : https://fertilitymadrid.com/blog-fertilidad/afecta-el-peso-a-la-fertilidad/

10.- Editor Zamora : https://vitaminad.mx/infertilidad-y-vitamina-d/

11.-https://www.reproduccionasistida.org/beneficios-de-la-acupuntura-para-la-fertilidad/ Dr. Juan C. Castillo, Enero 2019.

Capítulo 6

1.-Arranz R, Bendaña A, Bueno J, et al. Protocolo de Diagnóstico y Tratamiento de la Aplasia Medular. Asociación Española de Hematología y Hemoterapia, Subcomité de Aplasia Medular del Grupo Español de Trasplante de Progenitores Hematopoyéticos 2001: 1-12. http://www.carloshaya.net/uchematologia/media/aplasia.pdf.

2.- Bacigalupo A, Passweg J. Diagnosis and Treatment of Acquired Aplastic Anemia. Hematol Oncol Clin N Am 2009; 23: 159–170

3.- Malik S, Sarwar I, Mehmood T, Naz F. Etiological Considerations of Acquired Aplastic Anemia. J Ayub Med Coll Abbottabad 2009; 21(3): 127-13.

4.- http://whsc.emory.edu/soundscience/archives/lonial.html Woodruff Health Science Center. Cuando la Médula ósea se estropea. Sagar Lonial, MD.

---

6.   https://pubmed.ncbi.nlm.nih.gov/25637159/

7.   https://pubmed.ncbi.nlm.nih.gov/27688772/

5.- El rol de las vitaminas en la prevención y el control de la anemia. https://www.cambridge.org/core/services/aop-cambridge-core/content/view/56893B7153231DAF42056C35739D9221/S1368980000000173a/

6.-Steel K, Gertman PM, Crescenzi C, Anderson J. (1981). Iatrogenic illness on a general medical service at a university hospital. N Engl J Med. 304:638-42.

7.-https://web.archive.org/web/20101218033809/http://fihu-diagnostico.org.pe/revista/numeros/2004/oct-dic04/229-232.html. Albújar P. Iatrogenia. Diagnóstico. 2044; 43(5).[8]

8.- Leape L.Unecessarsary surgery. Annu Rev Public Health. 1992;13:363-383.

9.- Phillips D, Christenfeld N, Glynn L. Increase in US medication-error deaths between 1983 and 1993. Lancet. 1998;351:643

10.- Lazarou J, Pomeranz B, Corey P. Incidence of adverse drug reactions in hospitalized patients. JAMA. 1998;279:1200-1205.

11.-Starfield, Bárbara, MD., "Los Médicos son la tercera causa de muerte en los Estados Unidos". Escuela de Higiene y Salud Pública John Hopkins. Journal of the American Medical Association (JAMA), 1999.

Capítulo 7

1.-https://www.clinicafuensalud.com/paralisis-facial-tratada-con-acupuntura/. *"parálisis facial tratada con acupuntura.* Febrero 2020.

2.- https://www.salud180.com/salud-dia-dia/combate-vitamina-b6-paralisis-facial

3.-https://www.doctoralia.com.mx/preguntas-respuestas/el-complejo-b-sirve-para-prevenir-la-paralisis-facial

4.-*https://espanol.ninds.nih.gov/trastornos/paralisis_de_bell.htm Parálisis de Bell. National Institute of Neurological Disorders and Stroke (NIH).*

5.-Clínica Mayo, información al paciente y educación médica. https://www.mayoclinic.org/es-es/diseases-conditions/bells-palsy/symptoms-causes/syc-20370028

6.- https://www.murciasalud.es/preevid/15555. De los tratamientos empleados en la parálisis facial periférica idiopática, ¿cuáles han demostrado su eficacia?.

7.-Zandian A, Osiro S, *et al.* The neurologist's dilemma. A comprehensive clinical review of Bell's palsy, with emphasis on current management trends. Med Sc Monit. 2014; 20: 83-90. Disponible en: http://www.ncbi.nlm.nih.gov/pmc/articles/PMC3907546/

---

8.   https://web.archive.org/web/20101218033809/http:/fihu-diagnostico.org.pe/revista/numeros/2004/oct-dic04/229-232.html

8.-Xia F, Han J, Liu X, Wang J, Jiang Z, Wang K, *et al.* Prednisolone and acupuncture in Bell's palsy: study protocol for a randomized, controlled trial. Trial. 2011 [citado 20 dic 2014]; 12: 158. Disponible en: http://www.ncbi.nlm.nih.gov/pubmed/21693007

9.-He X, Zhu Y, *et al.* Acupuncture-induced changes in functional connectivity of the primary somatosensory cortex varied with pathological stages of Bell's palsy. Neuroreport. 2014; 25(14): 1162-8. http://www.ncbi.nlm.nih.gov/pubmed/25121624

10.-Díaz Barrios H. Efectividad del tratamiento acupuntural en la parálisis facial periférica. (Tesis). Pinar del Río: Hospital clínico quirúrgico docente Abel Santamaría; 2002.

Capítulo 8

1.-AskMayoExpert. Colorectal cancer: Screening and management (adult). Rochester, Minn.: Mayo Foundation for Medical Education and Research; 2018.

2.-Colon cancer. Plymouth Meeting, Pa.: National Comprehensive Cancer Network. https://www.nccn.org/professionals/physician_gls/default.aspx. Accessed Jan., 2019.

3.-Macrae FA. Colorectal cancer: Epidemiology, risk factors and protective factors. https://www.uptodate.com/contents/search. Accessed Feb. 5, 2019

4.-Grothey A, et al. Duration of adjuvant chemotherapy for stage III colon cancer. New England Journal of Medicine. 2018;378:1177.

5.-https://www.cancer.org/es/tratamiento/supervivencia-durante-y-despues-del-tratamiento/bienestar-durante-el-tratamiento/nutricion.html

6.- Naidu KA: Vitamin C in human health and disease is still a mystery? An overview. Nutr J 2: 7, 2003. [PUBMED Abstract][9]

7.- Cameron E, Pauling L: The orthomolecular treatment of cancer. I. The role of ascorbic acid in host resistance. Chem Biol Interact 9 (4): 273-83, 1974. [PUBMED Abstract][10]

8.-Cameron E, Campbell A: The orthomolecular treatment of cancer. II. Clinical trial of high-dose ascorbic acid supplements in advanced human cancer. Chem Biol Interact 9 (4): 285-315, 1974. [PUBMED Abstract][11]

9.- Cameron E, Pauling L: Supplemental ascorbate in the supportive treatment of cancer: Prolongation of survival times in terminal human cancer. Proc Natl Acad Sci U S A 73 (10): 3685-9, 1976. [PUBMED Abstract][12]

10.- Moertel CG, Fleming TR, Creagan ET, et al.: High-dose vitamin C versus placebo in the treatment of patients with advanced cancer who have had no prior chemotherapy. A randomized double-blind comparison. N Engl J Med 312 (3): 137-41, 1985. [PUBMED Abstract][13]

---

9. http://www.ncbi.nlm.nih.gov/entrez/
query.fcgi?cmd=Retrieve&db=PubMed&list_uids=14498993&dopt=Abstract

10. http://www.ncbi.nlm.nih.gov/entrez/
query.fcgi?cmd=Retrieve&db=PubMed&list_uids=4609626&dopt=Abstract

11. http://www.ncbi.nlm.nih.gov/entrez/
query.fcgi?cmd=Retrieve&db=PubMed&list_uids=4430016&dopt=Abstract

12. http://www.ncbi.nlm.nih.gov/entrez/
query.fcgi?cmd=Retrieve&db=PubMed&list_uids=1068480&dopt=Abstract

13. http://www.ncbi.nlm.nih.gov/entrez/
query.fcgi?cmd=Retrieve&db=PubMed&list_uids=3880867&dopt=Abstract

Capítulo 9

1.-Becker, Simon A. Un Ritalin Alternativo. Acupuntura en el tratamiento del TDAH. Psiquiatría Médica China. Amapola azul Empresas: 2007.

2.-Hong, Harry. El tratamiento de los niños con TDAH de forma natural. HealthBoards: Consultado el 5 de junio de 2007. < http://www.healthboards.com/boards/archive/index.php/t-8818.html>

3.-Acupuntura para tratar el déficit de atención con o sin hiperactividad (TDAH y TDA). https://acupunturainfo.com/tdah/

4.-Abikoff, H.B., Thompson, M., Laver-Bradbury, C., Long, N., Forehand, R. L., Miller Brotman, L., et al. (2015). Parent training for preschool ADHD: a randomized controlled trial of specialized and generic programs. *Journal of Child Psychology and Psychiatry, 56,* 618-31.

5.-Barbaresi, W. J., Colligan, R. C., Weaver, A. L., Voigt, R. G., Killian, J. M., & Katusic, S. K. (2013). Mortality, ADHD, and psychosocial adversity in adults with childhood ADHD: a prospective study. *Pediatrics, 131*(4), 637-644.

6.- Libro de Clínica Mayo, *"Guía para criar a un niño saludable". https://www.mayoclinic.org/es-es/diseases-conditions/adhd/symptoms-causes/ syc-20350889*

7.- David Wolfe, Dieta para el TDAH : 5 alimentos que debe evitar. https://www.conocersalud.com/dieta-tdah/

Capítulo 10

1.-*Muchachas anoréxicas y bulímicas* de Mateo Selvini Palazzoli, Mara Selvini Palazzoli, Sthefano Cirilo y A.M. Sorrentino. Editorial Paidos. 1999.

2.-*Las prisiones de la comida* de Giorgio Nardone, Roberta Milanese y Tiziana Verbitz, Editorial Herder. 2002..

3.-American Psychiatric Association. Practice guidelines for the treatment of patients with eating disorders, third edition. Am J Psychiatry 2006; 163(Suppl): 1-50

4.-Asociación Americana de Psiquiatría. (2014). Manual diagnóstico y estadístico de los trastornos mentales (DSM-5). 5ª Ed. Arlington, VA, Asociación Americana de Psiquiatría: Panamericana.

5.-Barrera, A. (2016). Impulsividad y TDAH en pacientes adolescentes con trastornos de conducta alimentaria. Tesis doctoral. Enlace[14].

6.-Bleichmar, H. (2014). La Anorexia. En "Curso de especialista en clínica y psicoterapia psicoanalítica". Madrid.

---

14.   https://zaguan.unizar.es/record/56685/files/TESIS-2016-183.pdf

7.-Doyen, C. y Cook-Darzens, S. (2005). Anorexia, Bulimia: pautas para prevenir, afrontar y actuar desde la infancia. 1º edición. Barcelona: Amat.

8.-Madruga, A. D., Leis, T. R. & Lambruschini, F. N. (2010). Trastornos del comportamiento alimentario: Anorexia nerviosa y bulimia nerviosa. En: Asociación Española de Pediatria.

Capítulo 11

1.- Stevens DA, Kan VL, Judson MA, et al. Practice guidelines for diseases caused by *Aspergillus, Clin Infect Dis, 2000, vol 30*pg. 696-70).

3.-Marr KA, Patterson T, Denning D. Aspergillosis: pathogenesis, clinical manifestations, and therapy. *Infect Dis Clin North Am.* 2002, vol 16 (pag. 875-94.

4.- Walsh TJ, Petraitiene V, et al. Experimental pulmonary aspergillosis due to *Aspergillus terreus:* pathogenesis and treatment of an emerging fungal pathogen resistant to amphotericin B. J Infect Dis, 2003, vol 188 (pag. 305-19).

5.- Willems L, van der Geest R, de Beule K. Itraconazole oral solution and intravenous formulations: a review of pharmacokinetics and pharmacodynamics. *J Clin Pharm Ther, 2001, vol 26, pag. 159-69*

6.-Nair, M. K. M., J. Joy, et al. (2005). "Antibacterial Effect of Caprylic Acid and Monocaprylin on Major Bacterial Mastitis Pathogens." Journal of dairy science 88(10): 3488-3495.

7.- Wang J, Huang N, Xiong J, Wei H, Jiang S, Peng J. Caprylic acid and nonanoic acid upregulate endogenous host defense peptides to enhance intestinal epithelial immunological barrier function via histone deacetylase inhibition[15]. Int Immunopharmacol. 2018 Oct 17;65:303-311. doi: 10.1016/j.intimp.2018.10.022.

8.-Li Y. The application of caprylic acid in downstream processing of monoclonal antibodies[16]. Protein Expr Purif. 2019 Jan;153:92-96. doi: 10.1016/j.pep.2018.09.003. Epub 2018 Sep 8.

9.-Kim HW, Rhee MS. Response surface modeling of reductions in uropathogenic Escherichia coli biofilms on silicone by cranberry extract, caprylic acid, and thymol[17]. Biofouling. 2018 Sep 6:1-8. doi: 10.1080/08927014.2018.1488969.

10.-https://alergiaalpolen.com/es-buena-la-leche-para-el-asma-la-alergia/. indalocodex@gmail.com . Leche, asma y alergias. Xaverio 2020.

---

15.   https://www.ncbi.nlm.nih.gov/pubmed/30342347

16.   https://www.ncbi.nlm.nih.gov/pubmed/30205153

17.   https://www.ncbi.nlm.nih.gov/pubmed/30187778

Capítulo 12

1.-Puig, Ramiro E. *El Intestino : pieza clave del sistema inmunitario.* Revista Española de Enfermedades Digestivas. Volumen 100 # 1. Madrid Enero 2008. http://scielo.isciii.es/
scielo.php?script=sci_arttext&pid=S1130-01082008000100006

2.-Mowat AM. Anatomical basis of tolerance and immunity to intestinal antigens. Nat Rev Immunol 2003; 3: 331-41.

3.- Smith DW, Nagler-Anderson C. Preventing intolerance: The induction of nonresponsiveness to dietary and microbial antigens in the intestinal mucosa. J Immunol 2005; 174: 3851-7.

4.- Chambers SJ, Wickham MS, Regoli M, Bertelli E, Gunning PA, Nicoletti C. Rapid in vivo transport of proteins from digested allergen across pre-sensitized gut. Biochem Biophys Res Commun 2004; 325: 1258-63.

5.-Alergia e intolerancia alimentaria en la Artritis Reumatoidea. Blog informativo sobre la Artritis Reumatoidea del Centro Médico de Enfermedades Reumáticas "Artricenter".   https://artritisreumatoid.wordpress.com/2014/12/04/alergia-e-intolerancia-alimentaria-en-la-artritis-reumatoide/

6.-Los Niños y la Artritis. Una guía para salir adelante. Boletín para pacientes 4. Asociación Peruana de Reumatología. 1996.

7.- Berrocal A, Ferrándiz M y Calvo A. Metotrexate en Artritis Reumatoide juvenil. Informe Preliminar. Medicina Moderna. 1993; 1: 3-6.

8.-Tratamientos efectivos para la Artritis totalmente naturales. https://www.bloglines.com/article/effective-all-natural-arthritis-treatments?ad=dirN&qo=serpIndex&o=740010

9.- Lactose Intolerance in Adults: Biological Mechanism and Dietary Management. Yanyong Deng, Benjamin Misselwitz, Ning Dai, Mark Fox. Nutrients 2015, 7, 8020-8035. https://www.ncbi.nlm.nih.gov/pmc/articles/PMC4586575/.

10.-Hipersensibilidad Alimentaria. Medicina Interna Basada en Evidencias, Manual MIBE. https://empendium.com/manualmibe/chapter/B34.II.4.26.

Capitulo 13

1.-Bordelon P, Ghetu MV, Langan RC. Reconocimiento y manejo de la deficiencia de vitamina D . *Soy Fam Physician* . 2009; 80 (8): 841–846

2.-Tangpricha V. et all. Deficiencia de vitamina D y trastornos relacionados. http://emedicine.medscape.com/article/128762-overview . 04/11/2014.

3.-Melville NA. USPSTF : no hay evidencia de pruebas de detección de vitamina D de rutina. Consultado el 3/12/2014.http://www.medscape.com/viewarticle/835369 .

4.-Nogales-Gaete J, Jiménez P, García P, Sáez D, González et al. Mielopatía por déficit de vitamina B 12: caracterización clínica de 11 casos. *Rev Méd Chile* 2004; 132: 1377-82.

5.-Aaron S, Kumar S, Vijayan J, Jacob J, Alexander M, Gnanamuthu C. Clinical and laboratory features and response to treatment in patients presenting with vitamin B12 deficiency-related neurological syndromes. *Neurol India* 2005; 53: 55-8; discussion 59.

6.-Lumbalgias y lumbociatalgias tratadas mediante electroacupuntura. Rev Int Acupuntura 2008. Discussions on real-world acupuncture treatments for chronic low-back pain in older adults. Journal of Integrative Medicine 2019.

7.- Collazo E. Efectividad de la acupuntura en el alivio del dolor refractario al tratamiento farmacológico convencional. Rev Soc Esp Dolor. 2009; 16(2): 79-86.

8.- Gonzáles S, Rodrígus R, Caballero A, Selva A. Eficacia Terapéutica de la acupuntura en pacientes con sacrolumbalgia. MEDISAN. 2011; 15(3). 1029-3019.

Capítulo 14

1.-Akera T: Pharmacological agents and myocardial calcium, in Langer GA (ed): Calcium and the Heart. New York, Raven Press Ltd, 1990, p 299. 2.

2.- Nelson MT, Patlak JB. Calcium channels, potassium channels and voltage dependence of arterial smooth muscle tone. Am J Physiol Cell Physiol 1990; 259: C3-C18. 10.

3.- Lancet, 338; pg. 667; 14 Sep 1991. Magnesio y corazón

4.- Whelton, P.K. Am.J.Cardiol., 63; pg. 26G-30G; 1989. Magnesio y salud cardiovascular

5.- Resnick, L.M. Proc.Nat.Acad.Sc. (USA), 81; pg.6511-15; 1984. Magnesio y Arritmias.

6.- Dycner, T. y Wester, P.O.. Br.Med.J., 286; pg.1847-9; 1983. Magnesio y ritmo cardíaco

7.- Dycner, T. y Wester, P.O. Lacnet, 1; pg.585-6; 1981. Magnesio como antiarrítmico

8.-*Ernster L,(1995). "Aspectos bioquímicos, fisiológicos y médicos de la función de ubiquinona". Biochimica et Biophysica Acta- Bases moleculares de la enfermedad . 1271 (1): 195-204.*

9.-*Flowers N, Hartley L, Todkill D, Stranges S, Rees K (4 de diciembre de 2014). "Suplementación de coenzima Q10 para la prevención primaria de enfermedades cardiovasculares". La* base de datos Cochrane de revisiones sistemáticas . 12 (12): CD010405.

10.-Cardioprotective effect of L-Carnitine in rats submitted to permanent left coronary artery ligation. Arch Intern Physiol Biochim Biophys 1993; 101: 411-416.

11.-Effects of L-Carnitine on ventricular arrithmias after coronary reperfusion. Jpn Circ J 1983; 47: 536-542.